ब्लडप्रेशर रोगियों के लिए 201 टिप्स

डॉ. बिमल छाजेड़

प्रकाशक : **डायमंड पॉकेट बुक्स (प्रा.) लि.**
X-30 ओखला इंडस्ट्रियल एरिया, फेज-II
नई दिल्ली-110020
फोन : 011-40712200
ई-मेल : sales@dpb.in
वेबसाइट : www.diamondbook.in

---

201 Tips For High Bloodpressure Control
By : Dr. Bimal Chhajer

परिचय

मेडीकल समुदाय में उच्चरक्तचाप (हाई ब्लड प्रेशर) को 'हाइपरटेंशन' के नाम से जाना जाता है, जो कि किसी धीमी मौत से कम नहीं है। वर्तमान में, भारत में अनुमानतः 5 करोड़ रोगी हाइपरटेंशन से ग्रस्त हैं। 120/80 mmHg से 150/100 mmHg की वृद्धि हमारे जीवनकाल को 11.5 वर्ष तक घटा सकती है। उच्चरक्तचाप से पक्षाघात का खतरा 20% तक व कोरोनरी धमनी रोगों का खतरा 15% तक बढ़ जाता है।

हाइपरटेंशन के अनेक कारण हैं। यह अधिक वजन, खान-पान की गलत आदतों (नमक युक्त आहार, कैल्शियम व पोटाशियम की कम मात्रा लेना, उच्च वसायुक्त आहार), तनाव, मनोवैज्ञानिक कारकों व शारीरिक गतिविधियों की कमी आदि के कारण होता है। यदि रक्तचाप के रोगी को धूम्रपान की भी लत हो तो हार्ट अटैक का खतरा और भी बढ़ जाता है। वैसे माना जाता है कि तनाव उच्चरक्तचाप का सबसे महत्त्वपूर्ण कारण है तथा रोग के लिए 50% तक उत्तरदायी है।

हाइपरटेंशन एक मारक रोग है जो धीमी मौत मारता है। यह हृदय की रुकावट, दौरे, दिल के फैलाव व फेल होने का कारण बनता है। इससे पक्षाघात हो सकता है, अचानक मौत हो सकती है, मस्तिष्क क्षतिग्रस्त हो सकता है तथा याद्दाश्त भी जा सकती है। आंखों से खून आ सकता है तथा रोगी अंधा हो सकता है। गुर्दे व शरीर के अन्य भाग भी नष्ट हो सकते हैं।

दरअसल हाइपरटेंशन के मामलों का पता ही नहीं चल पाता क्योंकि इसके कोई लक्षण सामने नहीं आते। आम जांच के दौरान ही डॉक्टर को इसका पता चलता है। पता चलने के बाद भी रोगी इलाज नहीं करवाते या फिर आधा-अधूरा इलाज करवाते हैं, "हाइपरटेंशन के 50% रोगियों का रोग पता नहीं चलता, उसमें से 50% चिकित्सा नहीं करवाते, जो चिकित्सा लेते हैं, उनमें से 50% पूरी चिकित्सा नहीं करवाते।"

एक अच्छा संदेश यह है कि उच्चरक्तचाप को आसानी से बिना किसी परेशानी के कुछ ही सैकेंड में माप सकते हैं। इसे मापने का उपकरण भी महंगा नहीं है। इसे थोड़े से प्रशिक्षण से ही सीख सकते हैं। सभी उच्चरक्तचाप रोगियों का 60% तो जीवनशैली में सुधार से ही ठीक हो सकते हैं। बाकी 40% को साथ में दवाएँ

देनी पड़ सकती हैं लेकिन उन सबका रोग काबू में आ सकता है। जीवनशैली में सुधार लाए बिना भी दवाएँ अपना कमाल दिखा सकती हैं।

आजकल जीवन तनाव व दबावों से भरा है। यहाँ तक कि युवा स्त्री-पुरुष भी इसकी चपेट में आ रहे हैं। हर कोई आरामदायक जीवनशैली के साथ गहरे दबाव में जी रहा है। 25 वर्ष से अधिक आयु के प्रत्येक व्यक्ति को रक्तचाप की नियमित जांच करानी चाहिए। याद रखें कि सामान्य रक्तचाप 120/80 से अधिक नहीं होना चाहिए। यदि तीन बार जांच करने पर नतीजा 130/85 mmHg से अधिक आए तो चिकित्सा आरंभ कर देनी चाहिए।

उच्चरक्तचाप के लिए विशेष रूप से लिखी गई इस पुस्तक में मैंने शरीर पर रोग के प्रभाव बताए हैं तथा यह बताने का प्रयास किया है कि इस घातक रोग पर काबू कैसे पाएँ। मैं दवाओं के बिना चिकित्सा की सलाह दूँगा ताकि रोग नियंत्रण के लिए लंबे समय तक दवा न खानी पड़े। आपको तनाव पर काबू पाते हुए, जीवनशैली में सुधार करना होगा, आहार में संयम बरतना होगा, योग व व्यायाम द्वारा अतिरिक्त वजन घटना होगा।

यह पुस्तक इसलिए भी महत्त्व रखती है क्योंकि भारत में करोड़ों उच्चरक्तचाप के रोगी नहीं जानते कि वे यह रोग होने पर क्या करें। अधिकतर डॉक्टरों के पास भी उन्हें इस विषय में प्रशिक्षित करने का समय नहीं होता। हृदय रोग विशेषज्ञ उन रोगियों में इतनी दिलचस्पी नहीं लेते जो अपने बी.पी. पर काबू पाना चाहते हैं। वे बाइपास सर्जरी, एंजियोप्लास्टी या हार्ट अटैक के रोगियों पर ज्यादा ध्यान देते हैं। नतीजन उच्चरक्तचाप के रोगियों को पूरी चिकित्सा नहीं मिलती या वे सिर्फ दवाएं लेते रहते हैं। यह पुस्तक इस बारे में संपूर्ण जानकारी देगी, जिसकी मदद से उच्चरक्तचाप के रोगी अपनी जिज्ञासा शांत कर सकते हैं।

–लेखक

लेखक के विषय में

डॉ. बिमल छाजेड़, एम.डी., एक जाने-माने हृदयरोग विशेषज्ञ हैं। इन्होंने भारत में हृदय की समुचित देखभाल व चिकित्सा से जुड़ा साओल (Saaol) हृदय अभियान विकसित किया है। इस अभियान में हृदय की चीर-फाड़ किए बिना इलाज किया जाता है। डॉ. छाजेड़ का जन्म 1961 में एक जैन परिवार में हुआ। उनका जन्म राजस्थान में किंतु पालन-पोषण कोलकाता में हुआ। उन्होंने 1986 में, कोलकाता के आर.जी. कार मेडीकल कॉलेज से एम.बी.बी.एस. की डिग्री ली। उन्होंने हृदय रोगों की चिकित्सा के लिए कला तथा विज्ञान से जुड़े हर संभव उपाय का विकास किया। इन्हीं उपायों के बल पर आज हजारों हृदयरोगी बाइपास सर्जरी तथा एंजियोप्लास्टी के बिना अपना इलाज करवाने में कामयाब हुए हैं।

25 वर्ष की आयु में वे कोलकाता से दिल्ली आ गए। वे नई दिल्ली के डॉ. राममनोहर लोहिया अस्पताल के कार्डियोलॉजी विभाग में काम करने लगे। फिर उन्होंने लखनऊ के किंग जॉर्ज मेडीकल कॉलेज से एम.डी. पूरी की, वहाँ उन्होंने हृदय रोगियों की चिकित्सा से जुड़ा शोध अध्ययन भी किया।

उन्होंने अखिल भारतीय आयुर्विज्ञान संस्थान (AIMS) में प्रोफेसर के रूप में छह वर्ष तक काम करते हुए इस अभियान को विकसित किया। उन्होंने योग पद्धति का प्रशिक्षण भी लिया। उन्होंने ग्यारहवें अंटाकर्टिका अभियान में आयुर्विज्ञान संस्थान का प्रतिनिधित्व भी किया था।

इसी दौरान उन्होंने डॉ. जीन ओरनिश से प्रशिक्षण भी लिया, जिन्होंने यू.एस.ए. में जीवनशैली चिकित्सा का नेतृत्व किया तथा जीवनशैली में सुधार के बल पर हृदय रोगों में सुधार किया। डॉ. छाजेड़ के क्लीनिक मुंबई, कोलकाता, जयपुर, जोधपुर, बंगलौर व हैदराबाद में हैं। उनका मुख्यालय नई दिल्ली, लाजपत नगर के विक्रम विहार में है।

वे पिछले पंद्रह वर्षों से पूरे भारत तथा विश्व के अनेक भागों में अपने भाषणों तथा व्याख्यानों द्वारा हृदय रोगों के बारे में जागरुकता फैला रहे हैं। उन्होंने अनेक पुस्तकें भी लिखी हैं:-

1. हृदय रोगों के नियंत्रण के पांच आसान तरीके
2. हृदय रोग नियंत्रण के लिए भोजन
3. हृदय रोग से मुक्ति
4. हृदय रोग को समझें

5. हृदय रोग की सामान्य जानकारी
6. जीरो ऑयल कुक बुक (हिंदी तथा अंग्रेजी)
7. जीरो ऑयल साउथ इंडियन कुक बुक (हिंदी तथा अंग्रेजी)
8. जीरो ऑयल नमकीन बुक (हिंदी व अंग्रेजी)
9. जीरो ऑयल स्वीट बुक (हिंदी व अंग्रेजी)
10. हृदय रोगियों के लिए 201 आहार टिप्स (हिंदी तथा अंग्रेजी)
11. मोटापे से मुक्ति के 201 टिप्स (हिंदी तथा अंग्रेजी)
12. ए कम्प्लीट गाइड टू स्ट्रैस मैनेजमेंट
13. ए कम्प्लीट मील विदाउट ऑयल (हिंदी तथा अंग्रेजी)
14. मधुमेह रोगियों के लिए 201 टिप्स
15. जीरो ऑयल 151 स्नैक्स
16. हैल्थ इन योर हैंड (विभिन्न रोगों पर बारह पुस्तकों की शृंखला)
17. लर्न ह्रास टू रिवर्स हार्ट डिजीज़
18. ए कम्प्लीट गाइड मैनेजिंग स्ट्रैस

आज 'साओल हृदय कार्यक्रम' हृदय रोगों पर नियंत्रण पाने के लिए काफी प्रसिद्धि पा चुका है – जहाँ रोगियों को एलोपैथी दवाओं के सिवा योग, ध्यान, जीरो ऑयल कुकिंग, तनाव प्रबंधन, व्यायाम व मेडीकल जानकारी का भी प्रशिक्षण दिया जाता है।

वे एक मासिक पत्रिका 'साओल टाइम्स' भी निकालते हैं, जिसमें हृदय से जुड़े विषय होते हैं। अब 'साओल समाचार' (हिंदी) भी उपलब्ध है। समाचार पत्र तथा पत्रिकाओं में उनके व साओल हृदय अभियान के बारे में 1000 से भी अधिक लेख प्रकाशित हो चुके हैं। उन्हें प्रायः टी.वी. के कार्यक्रमों, वार्ताओं तथा समाचारों में निमंत्रित किया जाता है। उन्होंने हर संभव स्वास्थ्य विषय पर सी.डी. व डी.वी.डी. भी निकाले हैं।

– डॉ. छाजेड़ ने आयुर्विज्ञान संस्थान के साथ मिलकर 'जीवनशैली और हृदय' नामक विषय पर 1985 में 'इंडिया हैबिटेट सेंटर' में पहले अंतर्राष्ट्रीय सम्मेलन का आयोजन किया। इसी कड़ी में, नवंबर 1999 में 'जीवनशैली व स्वास्थ्य' नामक विषय पर, इंडिया हैबिटेट सेंटर में दूसरा आयोजन किया गया।

उन्होंने जोड़ों का दर्द, दमा, मधुमेह व मोटापे जैसी आम बीमारियों को दूर करने के लिए दैनिक प्रशिक्षण भी आयोजित किए हैं।

वे अब तक 12000 से अधिक हृदय रोगियों की बिना किसी चीर-फाड़ के चिकित्सा कर चुके हैं। उन्होंने भारत के भूतपूर्व राष्ट्रपति स्वर्गीय श्री शंकरदयाल शर्मा की चिकित्सा की थी। वर्तमान राष्ट्रपति श्रीमती प्रतिभा पाटिल व उनके पति ने भी डॉ. छाजेड़ से तीन दिवसीय हृदय देखभाल प्रशिक्षण लिया है। डॉ. छाजेड़ को अनेक पुरस्कारों से सम्मानित किया गया है, जिनमें 'राजीव गांधी राष्ट्रीय एकता पुरस्कार' भी सम्मिलित है।

साओल हार्ट प्रोग्राम

यह एक तीन दिवसीय प्रशिक्षण कैंप है, जहाँ सभी हृदयरोगी एक साथ रहते हुए 'जीने की कला तथा विज्ञान' सीखते हैं। अनुभवी डॉक्टरों, योग विशेषज्ञों, प्रशिक्षकों के मार्गदर्शन में उन्हें जीवनशैली से जुड़े रोगों तथा हृदय रोगों की मेडीकल जानकारी दी जाती है। ये प्रोग्राम उच्चरक्तचाप व हृदय रोगों से छुटकारा पाने में सहायक है। यहाँ दंपत्ति हृदय की देखरेख का सही तरीका सीखते हैं।

ये शिविर सभी बड़े शहरों में आयोजित होते हैं। ये दिल्ली में प्रतिमाह तथा मुंबई, बंगलौर व कोलकाता में हर तीसरे माह आयोजित होते हैं। इन शिविरों में भाग लेकर आप सर्जरी, एंजियोप्लास्टी, एंजियोग्राफी तथा हार्ट अटैक जैसे खतरों से अपना बचाव कर सकते हैं। अधिक जानकारी व मुफ्त पुस्तिका के लिए संपर्क करें–

साओल कार्यालय

नॉर्थ ज़ोन : दिल्ली (मुख्यालय)

साओल हार्ट सेंटर

विक्रम विहार, लाजपत नगर IV, नई दिल्ली – 110024

फोन : 011 - 26235168, 26283098, 26211908, 65093130

फैक्स : 26212016

ई-मेल- info@saaol.com, websie : www.saaol.com

दक्षिण दिल्ली: 78, नेशनल पार्क, नई दिल्ली

फोन : 011 - 65178530

पूर्वी दिल्ली: साओल हार्ट सेंटर

सूर्यनिकेतन, विकास मार्ग एक्सटेंशन, दिल्ली-92

फोन :- 011 - 22377358, 22377359

उत्तरी दिल्ली: साओल हार्ट सेंटर

B-177, लोक विहार, पीतमपुरा, दिल्ली 34

फोन - 011 - 27352023, 65158202

जयपुर केंद्रः साओल हार्ट सेंटर
21-डी-1, बरवाडा हाऊस कालोनी
(अजमेर पुलिया के पास), अजमेर रोड;, जयपुर - 302006
फोन : 0141 - 4007141, मोबाइल 9829060442
ई-मेल - saaolheartceber@yahoo.com

जोधपुर सेंटरः सनसिटी हार्ट केयर सेंटर
पामोटा, जोधपुर (राजस्थान)
फोन : 0291 - 2545445, 2546 455

दक्षिणी ज़ोनः बंगलौर
श्री जयकर / श्रीमती स्मिता
No. 16, 17 'ए' क्रॉस - भुवनेश्वरी नगर
कॉफी बोर्ड लेआउट प्लेग्राउंड के अपोज़िट, बंगलौर - 560024
मोबाइल : 9343736554, फोन : 64524482
ई-मेल : ssprasaad@yahoo.com

चेन्नई ऑफिसः मि. कमल छाजेड़
C/o जींस पार्क इंडिया प्राइवेट लि., 566, अन्नासलाई चेन्नई - 600018
फोन : 044 - 22260209, मोबाइल : 93809 - 22206

हैदराबाद ऑफिसः साओल हार्ट सेंटर
3-6 - 147/2, स्ट्रीट नं. 17, हिमायत नगर
(बिसाइड वासु मेडीकल हॉल, एच.डी.एफ.सी. बैंक के अपोज़िट)
हिमायत नगर, हैदराबाद - 500029
फोन : 092462 - 28104

पश्चिमी ज़ोनः साओल हार्ट सेंटर, मुंबई
मिस सुधा / मि. गौरव अग्रवाल
सकील मेंशन, ग्राउंड फ्लोर, फ्लैट नं. 2, जुहू तारा रोड़
अपोज़िट, जे. डब्ल्यू. मेरियट होटल, मुंबई - 49
फोन : 022 - 32094948, मोबाइल : 9819809068

पूर्वी ज़ोनः कोलकाता
मि. प्रवीन
65/4A फ्लैट नं. 1A, भरत बोस रोड़, कोलकाता-25
फोन : 073 - 32930329, 24545981, मोबाइल : 933070713

विषय सूची

अध्याय - 4

अध्याय - 5

अध्याय - 6

अध्याय - 1

रक्तचाप व हाइपरटेंशन की समुचित जानकारी

. कार्डियोवास्कुलर तंत्र की कार्यविधि

) कार्डियोवास्कुलर तंत्र

1. कार्डियोवास्कुलर तंत्र की कार्यविधि
2. उच्चरक्तचाप के लिए जोखिम कारक
3. उच्चरक्तचाप की सामान्य जानकारी
4. उच्चरक्तचाप के प्रकार

कार्डियोवास्कुलर तंत्र में हृदय व रक्त लिकाएं शामिल हैं, जो शरीर के विभिन्न ंगों में रक्त प्रवाहित करती हैं। हृदय चार क्षों में बंटा है। हृदय की हर धड़कन के ाथ, इसके चौथे कक्ष से शुद्ध रक्त प्रवाहित ोता है, इस कक्ष को 'पंपिंग चैंबर' भी हते हैं। यह रक्त नलिकाओं के माध्यम से े शरीर में पहुंचता है। रक्त शरीर के सभी ंगों को भोजन पहुंचाता है ताकि वे सभी त्र अपना-अपना कार्य कर सकें। सबसे बड़ी धमनी 'आओर्टा' (Aorta) बाएँ ंट्रीकल से जुड़ी है तथा हृदय से निकलने वाले रक्त का मुख्य चैनल है। यह ागे चलकर छोटी धमनियों में ंट जाती है, छोटी धमनियाँ और ी छोटी धमनियों में बंट जाती , जिन्हें आर्टेरियोलेस (arteri-les) कहते हैं।

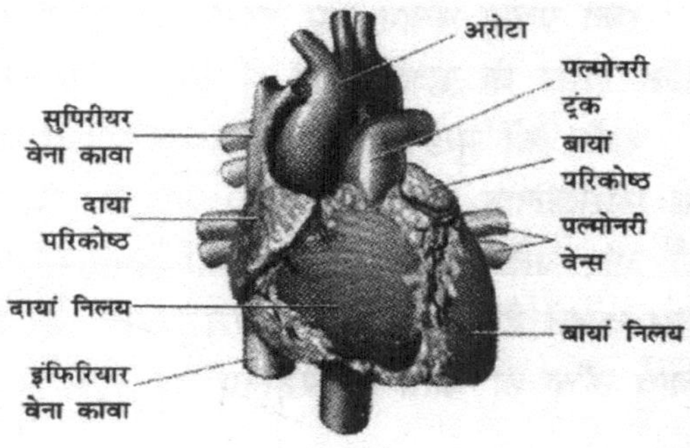

हमारे शरीर में अनेक ऐसी ोटी नसें हैं, जिन्हें हम नंगी ांखों से नहीं देख सकते, इन्हें

कैपीलरीस (capillaries) कहते हैं। इन्हें सूक्ष्मदर्शी से देख सकते हैं, ये महीन भोजन कणों व ऑक्सीजन को पहुँचाती है। ये शरीर की प्रत्येक कोशिका को भोजन व ऑक्सीजन पहुंचाने के बाद उनसे व्यर्थ पदार्थ ले आती हैं। शिराए शरीर के सभी हिस्सों से रक्त को हृदय तक पहुंचाती हैं, हृदय से रक्त फेफड़ो में पहुंचता है, जहां यह कार्बन डाई ऑक्साइड छोड़कर ऑक्सीजन ग्रहण करता है। यह प्रक्रिया 'गैसीय आदान-प्रदान' कहलाती है। ताजी ऑक्सीजन से भरपूर रक्त दोबारा हृदय में पहुंचकर नई मात्रा आरंभ करता है।

ब) उच्चरक्तचाप या हाइपरटेंशन क्या है?

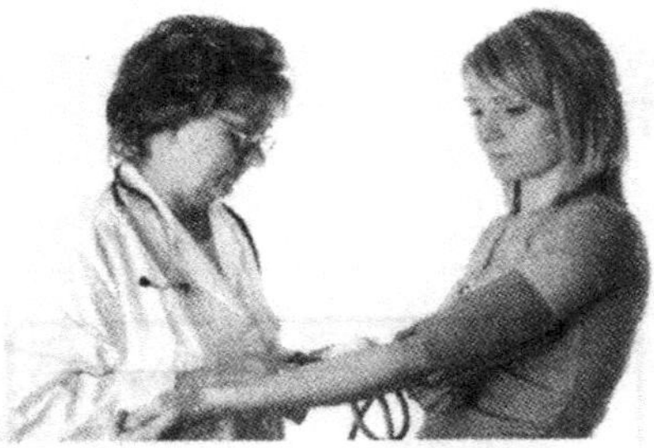

जब हृदय से रक्त शरीर के विभिन्न हिस्सों में जाता है तो उसके प्रवाह का दबाव ही ब्लड प्रेशर कहलाता है। रक्तचाप व शरीर के अंगों पर इसके प्रभाव को जानने के लिए शरीर में ब्लड प्रेशर के नियमन को समझना होगा। निम्न जानकारी से आपको यह समझने में आसानी होगी कि उच्चरक्तचाप कैसे होता है तथा यह इतना खतरनाक क्यों है।

स) ब्लड प्रेशर की आवश्यकता

कोई भी द्रव ऊँचाई से नीचाई की ओर प्रवाहित होता है। जहाँ तक हमारे शरीर के रक्त प्रवाह का सवाल है, इसके लिए एक भीतर प्रेशर (दबाव) बनता है। जब हृदय का चौथा कक्ष, पहले से भरी धमनियों में रक्त प्रवाहित करता है तो उससे एक दबाव-सा बनता है। यही रक्त को निचले हिस्सों तक ले जाता है पर तभी वैंट्रीकल संकुचित होता है और एक दूसरा रक्त प्रवाह आ जाता है इस प्रकार पूरे शरीर में रक्त का निरंतर प्रवाह होता रहता है।

रक्त प्रवाह बनाए गए दबाव की मात्रा रक्तचाप (ब्लड प्रेशर) कहलाती है ताकि शरीर के सभी अंगों में रक्त पहुंच सके।

शरीर की मुख्य ट्यूबों में दबाव मर्करी का 120 मि.मी. होता है (mmHg) इसे सिस्टोलिक प्रेशर कहते हैं। जब यह प्रेशर रक्त को हृदय से छोटी धमनियों की ओर धकेलता है तो यह 80 mmHg तक ले जाता है। इसे डायस्टोलिक प्रेशर कहते हैं। तब तक लेफरवैंट्रीकल और रक्त भेज देता है, जिससे रक्त का दबाव ऊँचा हो जाता है इसलिए यह 120 से 80 के बीच रहता है जो कि हृदय

के संकुचन तथा फैलाव से जुड़ा है। आप कलाई की नब्स से इसे महसूस कर सकते हैं। यही प्रेशर पूरे शरीर में रक्त को संचालित करता है। यही शरीर की मांसपेशियों को भोजन पहुंचाता है तथा अशुद्ध रक्त को हृदय तक पहुंचाता है।

हमारी धमनियों व शिराओं में एक बार में 5 लीटर खून होता है तथा प्रत्येक संकुचन पर बाएं कक्ष 120 mmHg के तेज दबाव के 70 मि.ली. रक्त फेंकता है। अगले ही पल इसे फिर से 70 मि.ली. रक्त मिल जाता है ताकि इसे धकेला जा सके। यही प्रक्रिया लगातार चलती रहती है। इस प्रेशर के बिना रक्त का प्रवाह न हो पाता और हम मर जाते।

ह) ब्लडप्रेशर को नियंत्रित करने वाले अंग

पाँच प्रमुख अंग रक्तचाप को नियंत्रित रखते हैं – हृदय, गुर्दे, धमनियाँ, स्नायु तंत्र व हार्मोन।

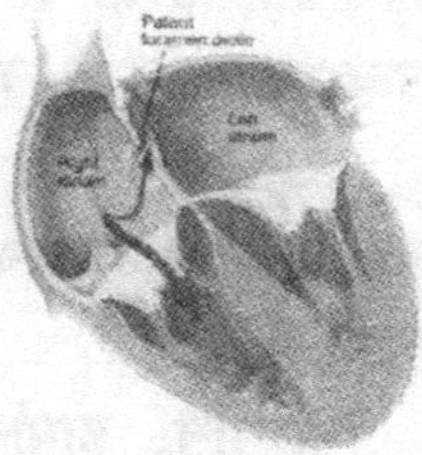

हृदयः यह एक मांसपेशीय अंग है। जब मांसपेशियाँ सिकुड़ती हैं तो दबाव से रक्त महाधमनी (आओर्टा) तक पहुँचता है। ये मांसपेशियाँ जितनी कड़ी होंगी, इन्हें उतनी ही मेहनत अधिक करनी पड़ेगी।

धमनियाँः ये हृदय से विभिन्न अंगों तक रक्त पहुंचाती हैं। छोटी धमनियाँ 'आर्टेटिओलस' तथा 'कैपीलरीस' कहलाती है। इनमें नरम मांसपेशियाँ होती हैं, जो रक्त प्रवाहित होते समय संकुचन तथा फैलाव में सहायक होती हैं। वे जितनी लचीली होंगी, उन्हें उतना ही कम बल लगाना पड़ेगा। जब वे कड़ी या संकरी हो जाती है तो रक्त में प्रवाहित करने के लिए अतिरिक्त बल लगाना पड़ता है।

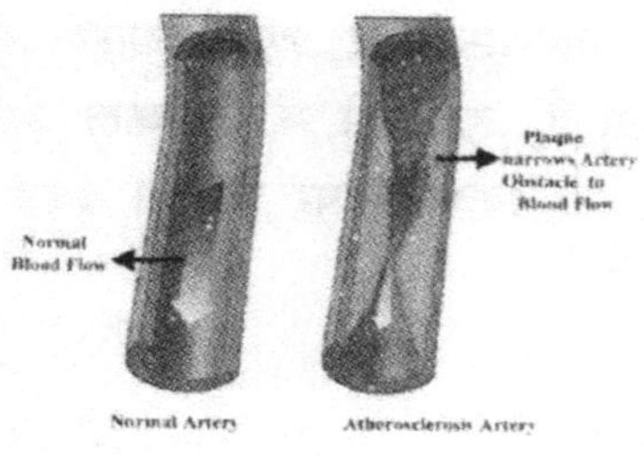

सिम्पेथेटिक स्नायु तंत्र से भी इनकी आपूर्ति होती है ये स्नायु धमनियों को कड़ा करते हैं जिससे उच्चरक्तचाप होता है।

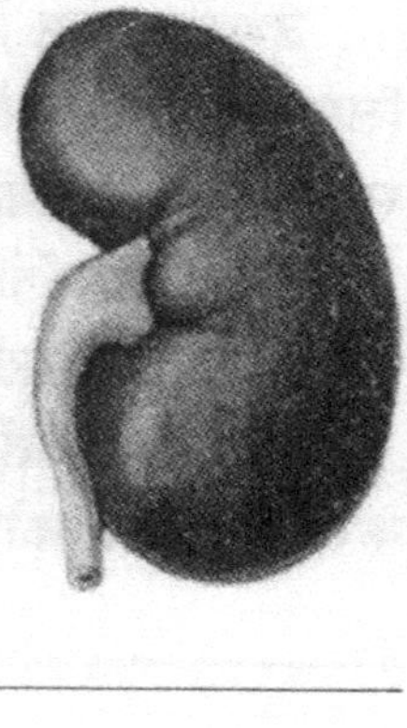

गुर्देः ये शरीर में जल की मात्रा व सोडियम की मात्रा का स्तर बनाए रखते हैं। जल सोडियम की मात्रा का स्तर बनाए रखता है। जल सोडियम पर निर्भर है। यदि सोडियम अधिक हुआ तो शरीर में जल की मात्रा

भी बढ़ेगी। ये अतिरिक्त द्रव रक्त निकायों पर बोझ बढ़ाएगा, जिससे रक्तचाप बढ़ेगा। गुर्दे कुछ रसायन भी स्रावत करते हैं, जो उच्चरक्तचाप नियंत्रण में प्रमुख भूमिका निभाते हैं; जैसे - एंजियोटेन्सिनोजन। ए.सी.ई. एंजाइन इनके निर्माण में सहायक होते हैं।

स्नायु तंत्रः स्नायु तंत्र को मस्तिष्क नियंत्रित करता है तथा सिम्पेथेटिक स्नायु तंत्र का उच्चरक्तचाप से गहरा संबंध है। स्नायु तंत्र न्यूरोट्रांसलीटर भेजता है, जो हाइपोथैलमस को उत्तेजित करते हैं, यही भावनात्मक मस्तिष्क को नियंत्रित रखता है। हाइपोथैलमस के उत्तेजित होते ही कई हार्मोन रक्त प्रवाह में मिल जाते हैं, जिससे धमनियों के रक्त प्रवाह में बाधा आती है तथा उच्चरक्तचाप होता है। स्नायु हृदय को उत्तेजित करने वाले अल्फा तथा बीटा रिसेप्टर्स को भी नियंत्रित करता है - इससे संकुचन तथा हृदय गति में वृद्धि होती है तथा उच्चरक्तचाप हो जाता है।

सारे तनाव व दबाव का मस्तिष्क व स्नायु तंत्र से संबंध है। इस प्रकार यह प्रत्यक्ष-अप्रत्यक्ष रूप से - स्नायु तंत्र के माध्यम से उच्चरक्तचाप में बदल जाता है।

हार्मोनः हार्मोन भी हृदय, धमनियों व स्नायु के माध्यम से बी.पी. को नियंत्रित करते हैं। इनमें तनाव हार्मोन स्ड्रेनालिन प्रमुख है। इसके स्राव से हृदय गति व संकुचन बढ़ता है तथा धमनियाँ सिकुड़ती हैं। तनाव मिटते ही बी.पी. भी नीचे आ जाता है। कोर्टीसोल, ए.सी.टी.एच., एल्फोस्टीटोन, शाईरोक्साइन आदि हार्मोन बी.पी. नियंत्रण में खास भूमिका निभाते हैं। हाल ही में मेडीकल विज्ञान ने कई नए व न्यूरो हार्मोन खोज निकाले हैं, जो रक्तचाप पर विविध प्रकार से प्रभाव डालते हैं।

उच्चरक्तचाप के कारण

उच्चरक्तचाप किसी एक कारण से नहीं होता। अनेक कारण मिलकर इसके लिए उत्तरदायी होते हैं। यही इसके 'रिस्क फैक्टर्स' कहलाते हैं। इन्हें हम दो समूहों में बांट सकते हैं।

(1) परिवर्तनीय, (2) अपरिवर्तनीय। अपरिवर्तनीय कारणों को बदल नहीं सकते किंतु परिवर्तनीय कारणों को अपने प्रयासों से बदला जा सकता है।

अ) अपरिवर्तनीय कारक :- इन्हें आप बदल नहीं सकते। इन्हें नियंत्रित करने के लिए कोई दवा नहीं बनी। ये निम्न हैं:

i) आयु : आयु के साथ-साथ महिला व पुरुषों का रक्तचाप बढ़ता है।

i) जेनेटिक कारक : उच्चरक्तचाप में जेनेटिक कारक भी काफी महत्त्व रखते हैं। अध्ययनों से पता चला है कि यदि माता-पिता को उच्चरक्तचाप न हो तो उनके बच्चों में इसके विकास की संभावना 3% होती है। यदि माता-पिता दोनों उच्चरक्तचाप के रोगी हों तो बच्चों में इनकी संभावना 45% तक पहुँच जाती है।

ब) परिवर्तनीय कारक : ये वो कारक हैं, जिन्हें आप बदल सकते हैं:

i) मोटापा : मोटापा उच्चरक्तचाप का प्रमुख कारण है। वजन बढ़ने से रक्तचाप का खतरा भी बढ़ता है। अध्ययनों से पता चला है कि वजन घटाने से रक्तचाप भी घट जाता है।

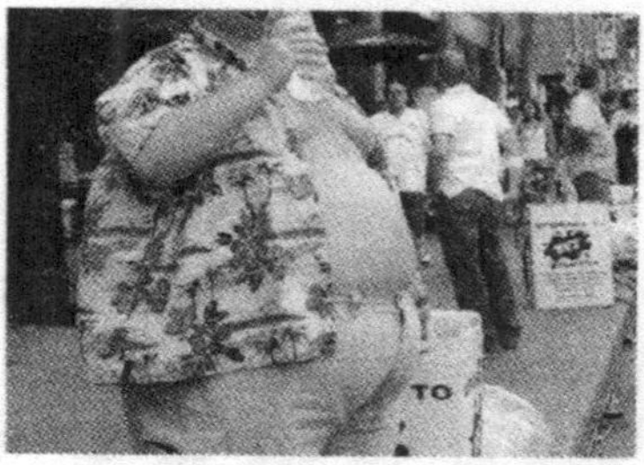

i) वसा : कॉलेस्ट्रॉल तथा ट्राईग्लिसराइड से उच्चरक्तचाप बढ़ सकता है। इन क्षेत्रों के बढ़े हुए स्तर से 'आथेरोसम्लेरोसिस' हो सकता है, जो कि रक्तचाप बढ़ा देता है।

i) मदिरापान : अधिक मदिरापान से भी उच्चरक्तचाप का खतरा बढ़ता है। अध्ययनों से पता चला है कि उच्च सिस्टोलिक बी.पी., उच्च डायस्टोलिक बी.पी. की तुलना में अधिक खतरनाक होता है। ऐसा लगता है कि मदिरापान से सिस्टोलिक प्रेशर में वृद्धि होती है।

) शारीरिक निष्क्रियता : शरीर का वजन बढ़ने व अन्य दूसरे कारणों से रक्तचाप बढ़ जाता है।

) मनोवैज्ञानिक तनाव : तनावग्रस्त व्यक्ति की सिम्पेथेटिक स्नायु तंत्र के लिए अति प्रतिक्रिया होने लगती है। शरीर में ऐड्रालिन का स्राव बढ़ता है जिससे उच्चरक्तचाप भी बढ़ता है।

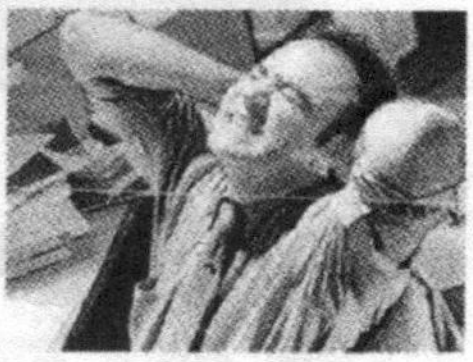

) नमक की मात्रा : सबूतों से पता चला है कि नमक की अधिक मात्रा से भी रक्तचाप बढ़ता है। जापान में उच्चरक्तचाप के रोगी अधिक हैं क्योंकि वहाँ नमक का अधिक सेवन होता है।

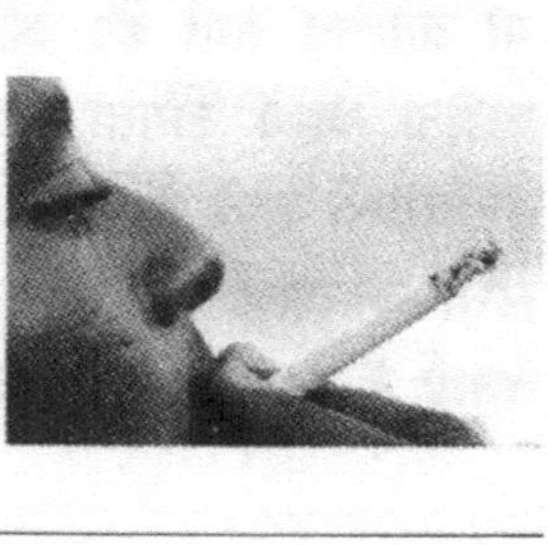

) धूम्रपान : धूम्रपान व तंबाकू को भी उच्चरक्तचाप के लिए खतरा माना जाता है।

viii) अन्य कारक : गर्भ निरोधक गोलियाँ, शोर, कंपन व तापमान आि कारकों से भी रक्तचाप बढ़ सकता है।

स) क्या तनाव या दबाव से हाइपरटेंशन होता है?

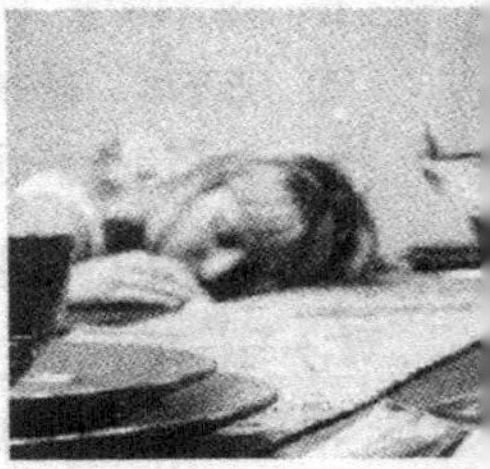

क्या आप ऑफिस में काफी तनाव में रहते हैं? क्या ट्रैफिक में फंसने पर गुस्से से उबलते हैं? उन छोटी बातों से भी गुस्सा खा जाते हैं जिन्हें लोग नजरंदाज कर देते हैं?तो जान लें कि आप भी तनाव जनित हाइपरटेंशन से ग्रस्त हैं।

तनाव की प्रक्रिया

आप तनाव में होते हैं तो शरीर तनाव के लिए प्रतिक्रिया देने लगता है इससे एड्रेनालिन का स्तर बढ़ता है, जिससे रक्तचाप, रक्त शर्करा व हृदय गि बढ़ जाते हैं। इससे मांसपेशियों का टोन भी बढ़ जाता है पर रक्तचाप धीरे-धी घटता है। यदि ऐसा बार-बार होने लगे तो शरीर में रक्तचाप का उच्च स्तर बन रहने लगता है।

तनाव तथा उच्चरक्तचाप

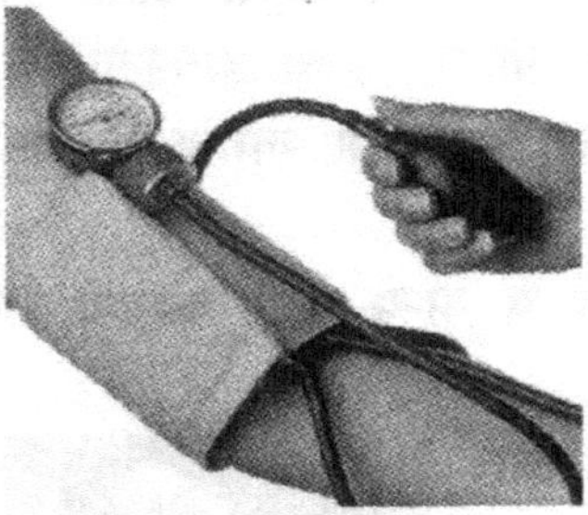

दीर्घकालीन तनावग्रस्त व्यक्ति प्राय दीर्घकालीन हाइपरटेंशन के शिकार होते हैं। आ कैसे जानेंगे कि आप भी इसी रोग से ग्रस्त है बहुत आसान है, यदि तनाव महसूस करते हैं त आप रोगी हैं। जो लोग बहुत जल्दी उखड़ जा हैं, उन्हें तनाव जनित हाइपरटेंशन होने की संभावन अधिक होती है। अनुमानतः तनाव 50% त उच्चरक्तचाप के लिए उत्तरदायी होता है।

एड्रेनालिन की शक्ति

ऐसा सबके साथ होता है। यह तब शुरू होता है जब आप काफी भयभी या क्रोधित होते हैं। आपका दिल तेजी से धड़कता है, सांस उखड़ती है औ पसीना बहने लगता है। आपकी अंतड़ियां सिकुड़ जाती हैं। आप घबरा क तनावग्रस्त होते हैं तथा खतरे की प्रतिक्रिया देने के लिए तैयार हो जाते हैं। इ सभी बदलावों के लिए 'एड्रेनालिन' उत्तरदायी है, यह हार्मोन आपके शरीर बनता है ताकि आप खतरे से सचेत हो जाएँ व उससे लड़ने को तत्पर हो पाएं

'फाइट और फ्लाइट' प्रतिक्रिया तब लिए आदर्श थी जब मनुष्य को ारिक खतरों का अधिक सामना करना ता था।

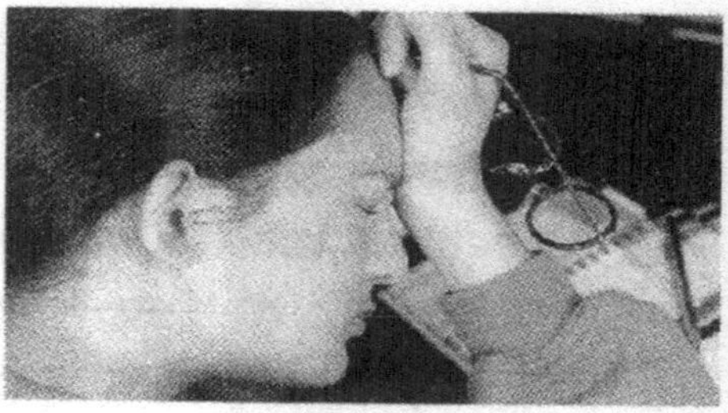

लोग लड़कर या भागकर अपनी स्या सुलझा लेते थे तथा हार्मोन से न्न तनाव भी दूर हो जाता था।

चाहे आप ट्रैफिक में फंसे हों, किसी काम की डेडलाइन में फंसे हों या ी पारिवारिक सदस्य से क्लशे हो या फिर कोई सकारात्मक तनाव हो; जैसे की या भावी विवाह; ये सभी आपको प्रभावित करते हैं। बदकिस्मती से, अधिकतर तनाव से भागकर या लड़कर मुक्ति नहीं पा सकते।

तनाव का क्या कर सकते हैं :- यदि आप भी तनाव जनित हाइपरटेंशन के ार हैं तो हिम्मत न हारें। तनाव प्रबंधन के कार्यक्रम आपको तनाव से कारा पाने व विश्रामावस्था में जाने की तकनीकें सिखा सकते हैं। गहरी स, मांसपेशियों की शिथिलता व नियमित व्यायाम भी तनाव भगाने में यक हो सकता है।

अपने रक्तचाप की जांच कराएँ। यदि यह उच्च है या आप काफी तनाव में ो डॉक्टर से पूछें कि तनाव प्रबंधन कार्यक्रम के लिए क्या करना होगा। के ऑफिस में भी इसकी सुविधा हो सकती है। गहरी सांस लें व काम पर जाएँ।

चरक्तचाप की सामान्य जानकारी

सामान्य रक्तचाप या उच्चरक्तचाप किसे कहते हैं?

सामान्य बी.पी. रक्त के दबाव की वह मात्रा है जो शरीर में रक्त को न्न अंगों तक पहुँचाने में सहायक होती है। बी.पी. हमेशा 120/80 mmHg कम होना चाहिए।

फ्रेमिंघम हृदय स्टडी से मिले आंकड़ों ता चलता है कि दिल का एक दौरा चुके 50% रोगी तथा दो तिहाई रोगी; ं पक्षाघात हो चुका है, उनका रक्तचाप /95 mmHg से अधिक था।

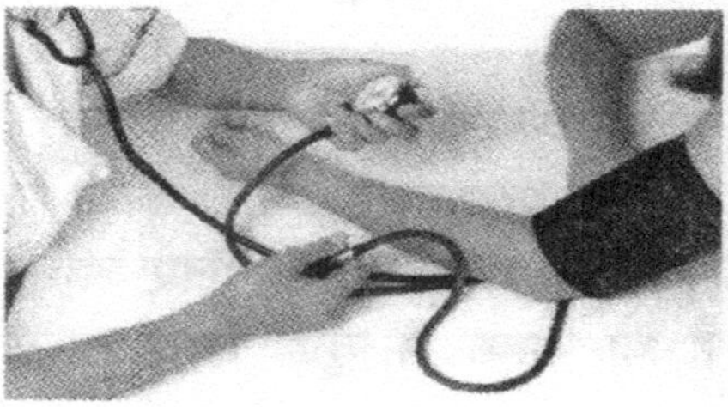

निम्न मध्यम वर्ग में हाइपरटेंशन का अनुमान नहीं लगाया जा सका क्योंकि ये लोग इसकी मेडीकल चिकित्सा पर ध्यान नहीं देते।

यदि इलाज न हो तो रक्तचाप वर्षों तक बढ़ता रहता है तथा हृदय लगातार बोझ उठाते-उठाते क्षतिग्रस्त हो जाता है। इलाज न होने पर उच्चरक्तचाप कई दूसरे अंगों की क्षति के लिए भी उत्तरदायी होता है।

विश्व में उच्चरक्तचाप से जुड़ी प्रामाणिक एजेंसी है ज्वाइंट नेशनल कमेटी (JNL)। उसकी 1997 में जारी की गई छठी रिपोर्ट के अनुसार उच्चरक्तचाप का वर्गीकरण–

अवस्था	सिस्टोलिक दबाव mmHg	डायस्टोलिक दबाव
श्रेष्ठ*	120 से कम	80 से कम
सामान्य	130 से कम	85 से कम
उच्च सामान्य	130-139	85-99
अवस्था I	140-159	90-99
अवस्था II	160-179	100-109
अवस्था III	180-209	110-119
अवस्था IV	210 व ऊपर	120 व ऊपर

* ऑप्टीमल स्तरों में हृदय रोग का खतरा है लेकिन लो बी.पी. भी हृदय पर नकारात्मक असर छोड़ सकता है इसलिए डॉक्टर को अवश्य बताएँ।

हाइपरटेंशन को प्राय: 'साइलेंट किलर' भी कहते हैं क्योंकि प्राय: हल्के से मध्यम रोग पर रोगी तब तक ध्यान नहीं देता, जब तक कोई भारी नुकसान नहीं हो जाता इसलिए वयस्कों के लिए उच्चरक्तचाप मापदंडों को सामान्य से स्टेज 4 में रखा गया है। इसके अतिरिक्त यहाँ मधुमेह व किडनी रोगों से पीड़ित रोगियों को भी शामिल किया जाना चाहिए। यदि इन रोगियों का रक्तचाप 130/80 mmHg से अधिक हो जाए तो उन्हें चिकित्सा की आवश्यकता होती है।

ब) उच्चरक्तचाप की जांच कैसे हो?

उच्चरक्तचाप जांच करते समय डॉक्टर रोगी का पूरा मेडीकल इतिहास पूछते हैं। उदाहरण के लिए डॉक्टर पूछेंगे कि परिवार में किसी को उच्चरक्तचाप है या नमक से जुड़ी खानपान की आदतें क्या हैं। रोगी की पूरी मेडीकल जांच

के बाद दोनों बाजुओं में रक्तचाप लिया जाएगा, यह खड़ी तथा लेटी, दोनों मुद्राओं में होगा। कई बार घर से भी बी.पी. जांच कर रिकॉर्ड लाने को कहा जाता है।

इस तरह पता चलेगा कि रोगी के रक्तचाप का ढाँचा क्या है या उसे व्हाइट कोट हाइपरटेंशन (केवल डॉक्टर के पास रक्तचाप बढ़ना) तो नहीं है।

रोग का पता लगने के बाद तथा गंभीर रोगों की छानबीन के बाद चिकित्सा शुरू हो सकती है। उच्चरक्तचाप गंभीर हो तो रीनल डॉपलर सोनोग्राम या स्कैन की मदद से यह भी पता लगाया जाएगा कि कहीं रोगी को 'रीनोवास्कुलर हाइपरटेंशन' तो नहीं है। 24 घंटे की मूत्र जांच से एंडोक्राइन अव्यवस्था का पता लगाया जाएगा जैसे कुशिंग रोग या फियोक्रोमोसाइटोसिस।

हाइपरटेंशन वयस्कों के अलावा बच्चों में भी हो सकता है। कई रोगी निम्न रक्तचाप से भी ग्रस्त हो सकते हैं। यदि खतरे की बात न हो तो हाइपरटेंशन रोगियों को दवा की आवश्यकता नहीं होती। उच्चरक्तचाप के गंभीर मामलों में दवाओं के साथ दीर्घकालीन चिकित्सा की आवश्यकता होती है।

ग) उच्चरक्तचाप के लक्षण क्या हैं?

अधिकतर रोगी हल्के से गंभीर हाइपरटेंशन में भी लक्षण नहीं बता पाते। एक-तिहाई रोगियों को तो हाइपरटेंशन होने का पता तक नहीं चलता। वैसे उन्हें एंजाइना, सांस लेने में तकलीफ या हृदय रोग से जुड़े दूसरे लक्षणों का एहसास हो सकता है। यदि आपको निम्नलिखित में से कोई भी परेशानी हो तो आपको रक्तचाप की जांच करानी चाहिए।

लक्षण

1. थकान
2. भ्रम
3. जी मिचलाना, पेट की गड़बड़ी
4. नजर कमजोर होना
5. अधिक पसीना आना
6. त्वचा पीली या लाल पड़ना
7. नाक से खून आना
8. उद्वेग या घबराहट
9. हृदय गति अनियमित होना
10. कानों में सीटी का स्वर सुनना

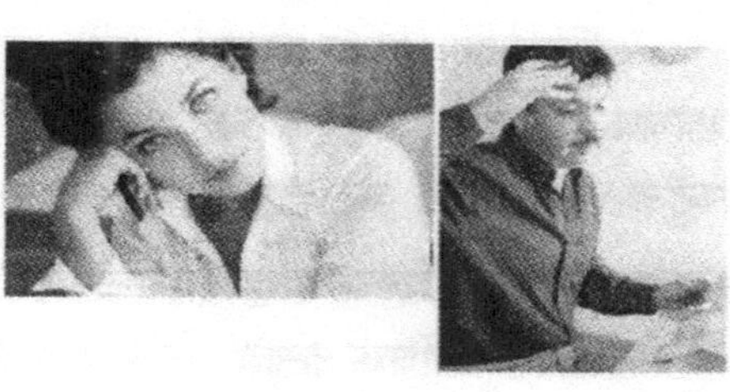

11. नपुंसकता
12. सिरदर्द
13. सिर चकराना

हाई बी.पी. का एहसास होते ही निम्नलिखित जांच कराएँ ताकि पता चल जाए कि उससे क्या-क्या नुकसान हो चुका है।

टेस्ट (जांच)

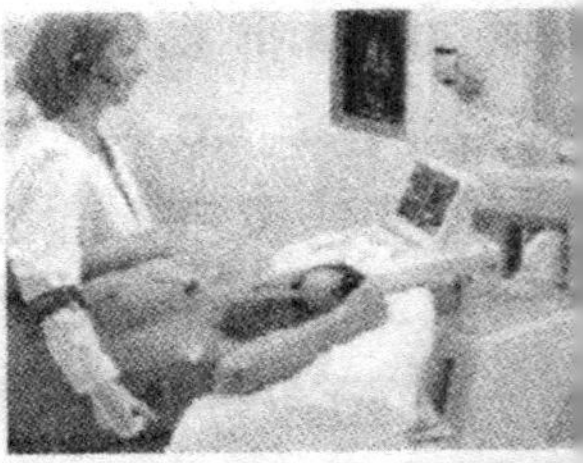

1. यूरिन एजेलाइज़र तथा रक्त की जांच (गुर्दे के रोग जानने के लिए इलैक्ट्रोलाइट तथा वेस्ट प्रोडक्ट टेस्ट, सीरम लिपिड प्रोफाइल)
2. इलैक्ट्रोकार्डियोग्राम (ई.सी.पी.) :- यह हृदय की यांत्रिक गतिविधि मापता है इसके नतीजों से डॉक्टर उन रोगों का पता लगा सकते हैं जो उच्चरक्तचाप से जुड़े हो सकते हैं (लेफ्ट वैंट्रीकुलर हाइपरट्रॉफी)।
3. ईकोकार्डियोग्राम में ध्वनि तरंगों के माध्यम से हृदय की बनावट तथा कार्य देखे जाते हैं। इसमें भी हृदय रोगों की ही जांच होती है।
4. छाती का एक्स-रे :- हृदय के फैलाव का पता चलता है।

हाइपरटेंशन के प्रकार

हाइपरटेंशन कई प्रकार के हो सकते हैं; जैसे - प्राइमरी, सैकेंडरी रीनोवास्कुलर व लेबाइल आदि। वर्ष 2000 तक ये सभी प्रकार, रोगियों के डायस्टोलिक रक्तचाप से जाने जाते थे। दूसरे शब्दों में, उच्चरक्तचाप के रोगी को डायस्टोलिक हाइपरटेंशन होता था। हालांकि यू.एस.ए. के नेशनल हार्ट लंग एंड ब्लड इंस्टीट्यूट की अनुशंसा है कि स्वास्थ्य व्यवसायियों को न केवल सिस्टोलिक ब्लडप्रेशर बल्कि डायस्टोलिक प्रेशर भी जांचना चाहिए। आजकल सिस्टोलिक रक्तचाप को अधिक महत्त्व दिया जाता है।

अधिकतर उच्चरक्तचाप रोगी प्राइमरी हाइपरटेंशन से ग्रस्त होते हैं, यानी शोधकर्ता सिर्फ अवस्था के खतरों को जान पाए हैं, वे रोग की जड़ तक नहीं पहुँचे। इन लोगों को तनाव प्रबंधन तकनीकों से काफी राहत मिलती है।

प्राइमरी (एसेंशियल हाइपरटेंशन)

हालांकि अधिक तनाव, अधिक वजन तथा व्यायाम का अभाव ही उच्चरक्तचाप के प्रमुख कारक हैं। हमारा मेडीकल विज्ञान 90-95% मामलों को प्राइमरी

इपरटेंशन की श्रेणी में रखता है। अगले 5-10% मामलों को सैकेंडरी इपरटेंशन कहा जाता है क्योंकि वहाँ कारण पता होता है जैसे (गुर्दे के रोग दवाओं से)। निम्नलिखित कारक प्राइमरी हाइपरटेंशन से जुड़े हैं, इनसे वस्था बिगड़ भी सकती है:

- नींद
- हाइपरटेंशन का पारिवारिक इतिहास
- मोटापा
- नियमित व्यायाम का अभाव
- धूम्रपान
- बढ़ती उम्र
- कैफीन की अधिक मात्रा
- तेल तथा वसा युक्त भोजन
- उच्च कॉलेस्ट्रॉल स्तर

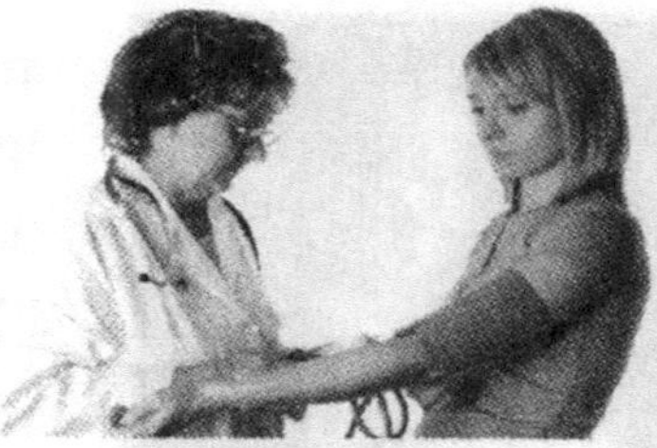

शरीर के एंजियोटेनसिन-रेनिन तंत्र में आनुवांशिक समस्याएं, ये रक्तचाप यंत्रित करने वाले सभी कारकों को प्रभावित करती हैं:

रक्त नलिकाओं का सिकुड़ना, हृदय कोशिका विकास, सोडियम तथा जल तुलन व 'नमक जीनिस'; जो कि नमक व हाइपरटेंशन के संबंध में महत्त्वपूर्ण मिका निभाती है।

शरीर के सिम्पेथेटिक स्नायु तंत्र में अनुवांशिक समस्याएँ, जो कि हृदय ते, रक्तचाप व रक्त नलिकाओं की चौड़ाई को भी नियंत्रित करती हैं।

केंडरी हाइपरटेंशन क्या है?

सैकेंडरी हाइपरटेंशन वो अवस्था है जिसमें उच्चरक्तचाप का कारण ज्ञात ता है (स्लीप एपनिया, किडनी या एंडोक्राइन रोग) यह दूसरे रोगों अव्यवस्था कारण द्वितीयक होता है तथा उस रोग के काबू में आते ही यह भी ठीक जाता है। ये अवस्थाएँ निम्नलिखित हैं:

- नींद
- किडनी या एंडोक्राइन रोग
- लीवर सिरोसिस
- कुशिंग रोग (शरीर अधिक स्टीरॉयड बनाता है)
- फियोक्रोमोसाइटोमा (एड्रेनालाइन बनाने वाला ट्यूमर)

- आओर्टा में परेशानी (इस अवस्था में आओर्टा की लंबाई में सिकुड़न आ जाती है जिसके कारण बाजुओं में उच्चरक्तचाप तथा रोगों में निम्नरक्तचाप हो जाता है)।

सैकेंडरी हाइपरटेंशन के कुछ अन्य कारक

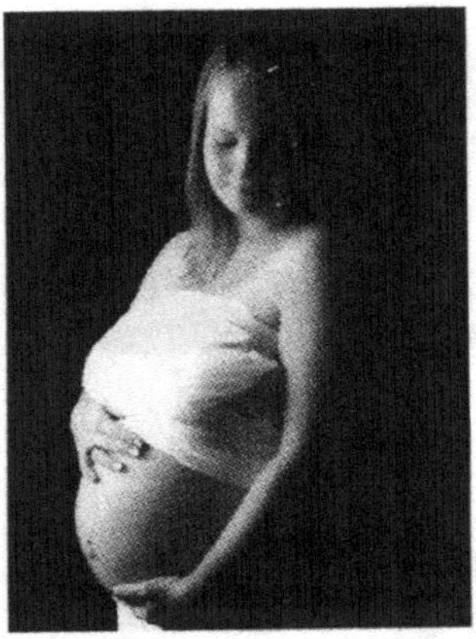

1. **गर्भावस्थाः** जिन महिलाओं को पहले से हाइपरटेंशन हो, गर्भावस्था में उनकी हालत और भी बिगड़ जाती है या गर्भावस्था में भी यह हो जाता है। यदि पहले कभी न रहा हो तो डिलीवरी के तुरंत बाद आराम आ जाता है। हालांकि जीवन में इसके दोबारा होने की संभावना बढ़ जाती है।

2. **कुछ विशेष दवाएँ:** कुछ नॉन-स्टीरॉयडल एंटी-इंकलामेट्री दवाओं तथा एस्ट्रोजन (गर्भ निरोधक दवाएँ या हार्मोन रिप्लेस्मेंट थेरेपी) आदि से अस्थायी उच्चरक्तचाप हो सकता है। इसके अलावा ओ.टी. सी. दवाएँ जुकाम-खांसी की दवा व आंखों में डालने की दवा से भी थोड़ा असर हो सकता है।

3. **कोकेनः** कोकेन के इस्तेमाल से न केवल उच्चरक्तचाप होगा बल्कि किसी भी स्वस्थ व्यक्ति को हार्ट अटैक या पक्षाघात भी हो सकता है।

4. **मदिराः** लंबे समय तक मदिरा, कैफीन या रियल लिकोटिक (जिसमें एक तरह का स्टीरॉयड होता है) भी एच.टी. का कारण हो सकते हैं।

कुछ अन्य प्रकार के हाइपरटेंशन

एक सैकेंडरी हाइपरटेंशन है, रीनोवास्कुलर हाइपरटेंशन जो कि गुर्दों में रक्त प्रवाह घटने से होता है। रीनल धमनियाँ कड़ी होने के कारण रक्त प्रवाह में बाधा आती है। रीनल रक्त नलिकाएँ 'आथेरोसक्लेरोसिस' या 'फाइबरोमस्क्युलर डिस्प्लेसिया' के कारण संकुचित होती है।

आथेरोसक्लेरोसिस में धमनियों की दीवारों में जमाव के कारण वे सख्त और कड़ी हो जाती हैं। फाइबरोमस्क्युलर डिस्प्लेसिया में धमनियों की दीवारों की कोशिकाएँ बढ़ जाती हैं, जिससे धमनियाँ सिकुड़ जाती हैं।

आइसोलेटेड सिस्टोलिक हाइपरटेंशन (Isolated systolic hypertention)

ISH तभी होता है जब सिस्टोलिक रक्तचाप बढ़ जाता है। यह आयु के साथ बढ़ता है इसलिए वृद्धावस्था में यह रोग अधिक पाया जाता है। 55 साल के बा

डायस्थेलिक ताप भी घटता है। ISH रोगियों का डायस्टोलिक माप तो सामान्य रहता है किंतु सिस्टोलिक चाप बढ़ता है। यह पक्षाघात का आम कारण है।

लेबाइल या ट्रांसियर हाइपरटेंशन (Labile or Transier Hypertension)

इसमें तनाव के दौरान रक्तचाप में अस्थायी वृद्धि होती है। फिर वह सामान्य अवस्था में चला जाता है।

कई युवाओं में अनेक वर्षों तक लेबाइल हाइपरटेंशन रहता है लेकिन यदि उनके परिवार में हाइपरटेंशन का इतिहास रहा हो तो उनका रोग प्राइमरी हो जाता है। हालांकि लेबाइल हाइपरटेंशन में भी कई तरह की जटिलताएँ हो सकती हैं; जैसे हृदय या गुर्दे के रोग व पक्षघात (यदि इलाज न हो)। नीय ब्लॉकर्स व दूसरी दवाओं तथा तनाव प्रबंधन से इसका सफल इलाज हो सकता है।

रेजिस्टेंट हाइपरटेंशन (Resistant Hypertension)

यह रक्तचाप सामान्य चिकित्सा व थेरेपी पर प्रतिक्रिया नहीं देता क्योंकि इसे नियंत्रित करना काफी कठिन है, इसके लिए जीवनशैली में सुधार के साथ-साथ दो-तीन दवा समूह के मेल की आवश्यकता होती है। ऐसे रोगियों को डॉक्टर की आहार, व्यायाम तथा दवा से जुड़ी हर सलाह का पालन करना चाहिए तथा समय-समय पर जांच करानी चाहिए।

मेलिगनेंट (एसीलिरेटिड) हाइपरटेंशन (Malignant Hypertension)

यह 1% से भी कम हाइपरटेंसिव रोगियों में होता है। इसमें अचानक डायस्टोलिक भाप 125 से अधिक हो जाता है। इसे हम हृदय, मस्तिष्क, आंखों व गुर्दों की क्षति से जोड़ सकते हैं। इसमें तत्काल मेडीकल चिकित्सा चाहिए वरना कुछ भी हो सकता है। रोगी को अस्पताल में इंट्रावीनस दवाएँ देनी पड़ती है। इसमें दिखाई न देना, जी मिचलाना, उनींदापन, भ्रम व सिरदर्द जैसे लक्षण शामिल हैं।

व्हाइट कोट हाइपरटेंशन (White Coat Hypertension)

कुछ लोग जाने-अनजाने डॉक्टर के पास रक्तचाप की जांच करवाते समय उत्तेजित हो जाते हैं। घर में उनका रक्तचाप सामान्य होता है लेकिन मेडीकल जांच में हमेशा अधिक आता है। यह एक आम परेशानी है।

यदि डॉक्टर को लगेगा कि आप इससे ग्रस्त हैं तो आपको घर से रक्तचाप का रिकॉर्ड बनाकर लाने को कहा जाएगा। आपको 'पोर्टेबल मशीन' पहनने की सलाह भी दे सकते हैं, वे स्वयं आपका रक्तचाप नोट करती रहेगी। इन दो तरीकों से आपके वास्तविक रक्तचाप की सटीक जानकारी मिल जाएगी। ❑

अध्याय - 2

रक्तचाप की जांच

रक्तचाप या ब्लडप्रेशर को एक बी.पी. मशीन से मापते हैं, जिसे मेडीकल भाषा में 'स्फिगमोमेनोमीटर' कहते हैं। इसके लिए एक स्टेथोस्कोप की भी आवश्यकता होती है। इसे मापने में केवल कुछ ही मिनट लगते हैं तथा कोई भी थोड़े से प्रशिक्षण से उसे सीख सकता है। किसी भी उच्चरक्तचाप रोगी को यह यंत्र 1000 रुपए में मिल सकता है। ब्लडप्रेशर मापने से पहले, बी.पी. जांच का तरीका सीख लें।

सामान्य तकनीक

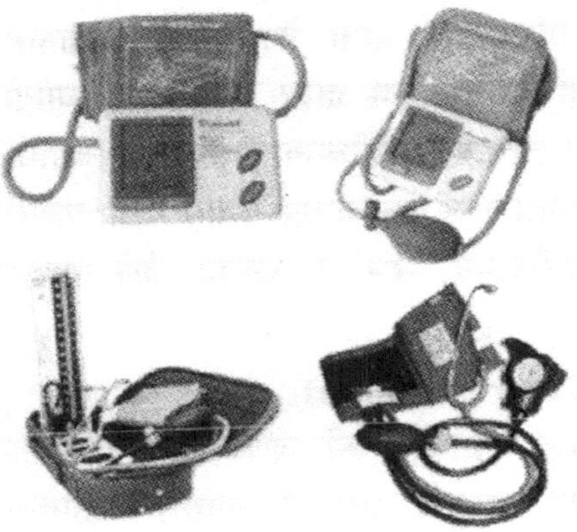

रक्तचाप जांचते समय बाजू पर एक कफ लपेटा जाता है जो कि स्फिगमोमेनोमीटर से जुड़ा होता है। फिर स्टेथोस्कोप की मदद से बाजू की ब्राकियल धमनी को सुना जाता है। कफ में इतनी हवा भरते हैं कि रक्त संचार कुछ देर के लिए थम जाए। फिर हवा निकालकर कफ की पकड़ ढीली कर देते हैं ताकि रक्त का प्रवाह सुचारू हो जाए। जैसे ही हवा निकलती है तो डॉक्टर मीटर पर आए नंबर देखते हैं तथा पहली हृदयगति सुनने तक प्रतीक्षा करते हैं। जिस अंक पर वह सुनाई देती है, उसे सिस्टोलिक प्रेशर कहते हैं। फिर जिस अंक पर वे आखिरी बीट सुनते हैं, उसे भी नोट कर लेते हैं, यह डायस्टोलिक प्रेशर कहलाता है।

क्तचाप जांच की तकनीक समझना

रक्त हमारे हाथों में ब्राकियल धमनी से पहुंचता है, जिसकी मुख्य आपूर्ति ाआोर्टा से होती है। हम कोहनी के जोड़ के नीचे अंगुलियों से इस धमनी को हसूस कर सकते हैं। यही रेडियल धमनी भी हैं, जो कोहनी में रक्त प्रवाहित रती हैं। जब हम इन नलिकाओं में बहने वाले खून के दबाव की जांच करना ाहते हैं तो हम ब्राकियल धमनी पर एक कफ लपेट कर उसे दबाते हैं। जब फ फुलाते हैं तो रक्त का प्रवाह रुक जाता है। कफ द्वारा दबाव बढ़ने से धमनी ी नब्ज खो जाती है।

अब धीरे-धीरे हवा निकाली जाती है, हम नब्ज पर स्टेथोस्कोप रखते हैं था प्रवाहित रक्त की ध्वनि सुनते हैं। जैसे ही दबाव सिस्टोलिक दबाव से नीचे ाता है तो ब्राकियल धमनी का रक्त प्रवाह शुरू हो जाता है - तब एक ध्वनि नाई देती है, जिसे इस स्टेथोस्कोप से सुन सकते हैं। तब मीटर पर जो आंकड़े ाते हैं, वह सिस्टोलिक प्रेशर है।

अब कफ के प्रेशर को घटाते हैं तथा ध्वनि सुनते हैं। ज्यों ही हम डायस्टोलिक शर तक पहुँचते हैं - रक्त प्रवाह में बाधा नहीं रहती तथा कोई आवाज भी नहीं ाती। आवाज खत्म होते ही आंकड़े देखें। यह डायस्टोलिक प्रेशर है।

रक्तचाप की जांच का प्रशिक्षण लेने में ज्यादा समय नहीं लगता। 10-15 र यह प्रक्रिया दोहराने के बाद व्यक्ति इस अभ्यास में निपुण हो जाता है।

वभिन्न प्रकार के बी.पी. उपकरण

1. **मर्करी स्फिगमोमेनोमीटर:** इसमें मर्करी कॉलम होता है तथा यह ील बॉक्स में आता है। इसमें ट्यूब, फ और रबर बल्ब होता है यह सबसे ़तर उपकरण है। घरेलू इस्तेमाल के ए भी यह मशीन अच्छी है। आपको के साथ एक स्टेथोस्कोप खरीदना होगा। री होने की वजह से यह सफर के ए ठीक नहीं है, यह टूट भी सकती है।

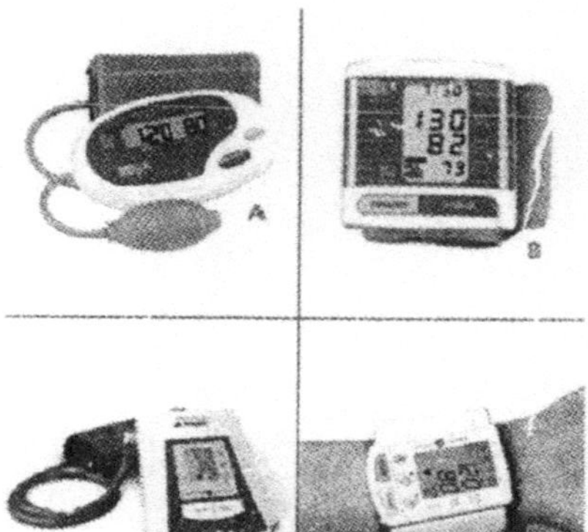

2. **डायल टाइप पोर्टेबल फगमोमेनोमीटर:** यह आजकल काफी कप्रिय हो रहा है इसमें मर्करी कॉलम

की बजाए प्वाइंट सुई होती है। अच्छी क्वालिटी का ही उपकरण लें। ये वजन में हल्के हैं तथा आसानी से कहीं भी लाए, ले जाए जा सकते हैं। इसके साथ भी एक स्टेथोस्कोप चाहिए।

3. **इलैक्ट्रॉनिक या डिजिटल ऑटोमेटिक बी.पी. मशीन:** इसमें भी आसानी से रक्तचाप जांच सकते हैं। इस मशीन का माइक्रोफोन ब्राकियल धमनी की आवाजों को नोट करके आपको रीडिंग देता है। कफ भी स्वयं फूलता है तथा खाली होता है। ये मशीनें हमेशा सही नहीं होतीं इसलिए डॉक्टरी उपकरण से इसे जांच लें। यह करीब 2500 रु. का है।

बी.पी. जांच - क्या करें, क्या न करें-

- 5 मिनट आराम से बैठने के बाद ही रक्तचाप जांचें।
- तनावग्रस्त हों तो तीन-तीन मिनट के अंतराल पर दो रीडिंग लें।
- कफ हृदय के स्तर तक हो।
- खाना, चाय या कॉफी लेने के कम से कम घंटे बाद रक्तचाप जांचें।
- कफ का अंदरूनी ब्लैडर बाजू का 80% ढकें।
- धूम्रपान के आधे घंटे तक रक्तचाप की जांच नहीं करनी चाहिए।

ध्याय - 3

उच्चरक्तचाप चिकित्सा की योजना

. **आहार में बदलाव**
. **तनाव प्रबंधन**
. **व्यायाम व शारीरिक क्रिया**
. **धूम्रपान छोड़ना**
. **नशीले पदार्थों के सेवन से बचें**
. **योग**
. **ध्यान**
. **वजन घटाना**
. **दवाएँ (जरूरत हो तो)**

आहार में बदलाव, वजन में कमी, तनाव प्रबंधन प्रशिक्षण, व्यायाम, व्यवहार गत बदलाव तथा स्वास्थ्य शिक्षा से उच्चरक्तचाप पर सफल नियंत्रण पाया जा सकता है। इन्हें हम नॉन ड्रग थेरेपी (Non-dreg therepy) या 'जीवनशैली में बदलाव' कह सकते हैं पर फिर भी रक्तचाप पर नियंत्रण न हो तो हमें दवाओं का प्रयोग करना चाहिए।

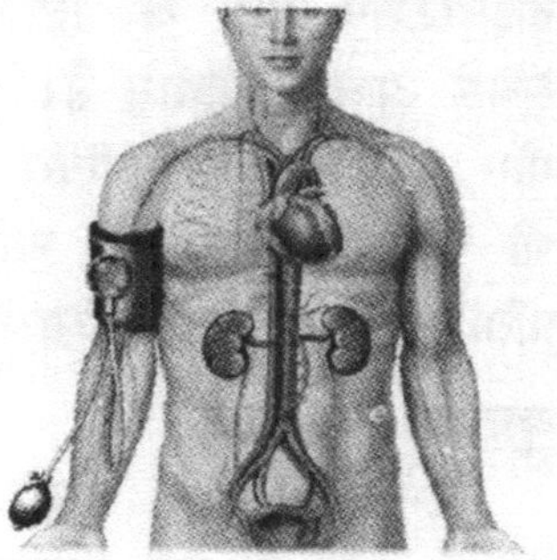

च्चरक्तचाप प्रबंधन हेतु आहार

आहार परिवर्तन में निम्नलिखित को शामिल र सकते हैं, वैसे इन पर आगे विस्तार से भी र्चा की गई है:

आहार योजना का आधार
क) नमक पर पाबंदी
ख) अधिक वजन वालों के लिए कैलोरी पर पाबंदी
ग) वसा पर पाबंदी
घ) उच्च रेशे युक्त आहार
ङ) एंटी-ऑक्सीडेंट युक्त आहार

नाव प्रबंधन

उच्चरक्तचाप नियंत्रण के लिए तनाव प्रबंधन ति आवश्यक है। हकीकत में 50% रोगियों को अपनाकर आराम आ जाता है। तनाव प्रबंधन कनीकें निम्नलिखित हैं:-

- विवेकी मस्तिष्क का प्रशिक्षण तथा भावनात्मक मस्तिष्क को साधना।
- तनाव व जीवन पर इसके प्रभावों को समझना।
- आसपास के माहौल से अपने तनाव को समझना व बाहरी कारकों से निपटना।
- अपनी इच्छाओं, प्रवृत्तियों, प्रतिक्रियाओं व मानसिकता को समझना। मानसिकता में बदलाव।
- जीवन के भार से बचना।
- जीवन के क्षेत्रों का संतुलन
- तनाव प्रबंधन व उसे दूर करना
- संप्रेषण कौशल में सुधार

व्यायाम

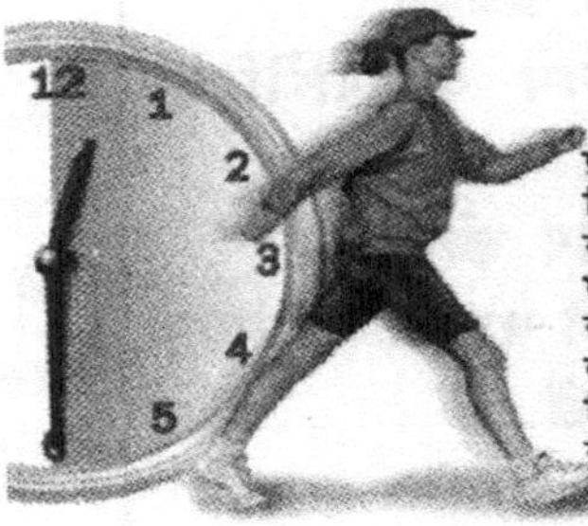

प्रतिदिन 30 मिनट व्याय... से आप वज... घटाने के साथ-साथ ब्लडप्रेशर ... नियंत्रण रख... सकते हैं।

व्यायाम से शरीर का वजन घटाया-बढ़ाया जा सकता है। रक्तचाप व रक्त लिपिड को भी घटा-बढ़ा सकते हैं। वैसे हाइपरटेंशन रोगी के लिए चहलकदमी सबसे अच्छा व्यायाम है। इसके अलावा योग, एरोबिक, साइकलिंग, तैराकी आदि भी रक्तचाप घटाते हैं। यदि ये व्यायाम प्रतिदिन कम से कम आधा घंटा किया जाए, तभी लाभदायक होते हैं।

धूम्रपान पर रोक

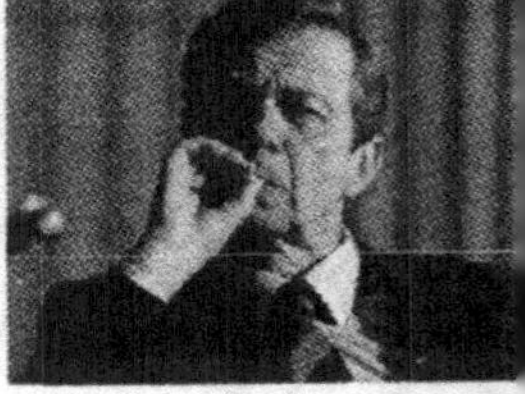

सिगरेट, सिगार, बीड़ी व हुक्का आदि धूम्रपान के ही रूप हैं। यह निकोटीन धमनियों की भीतरी परतों में जम जाता है, भीतरी सतह रूखी होती है, वहाँ वसा का जमाव होने से धमनियों में रुकावट होने लगती है।

इससे रक्त नलिकाएं कड़ी होकर अपनी लोच खो देती हैं वे फट जाती हैं जिससे नाक या मस्तिष्क से रक्तस्राव हो सकता है।

धूम्रपान से हाइपरटेंशन और फिर एंजाइना और हार्ट-अटैक हो सकता है।

मदिरापान

प्रतिदिन मदिरापान करने वाले प्रायः हाइपरटेंशन से ग्रस्त होते हैं। ऐसे व्यक्तियों को मदिरा का सेवन नहीं करना चाहिए।

योग

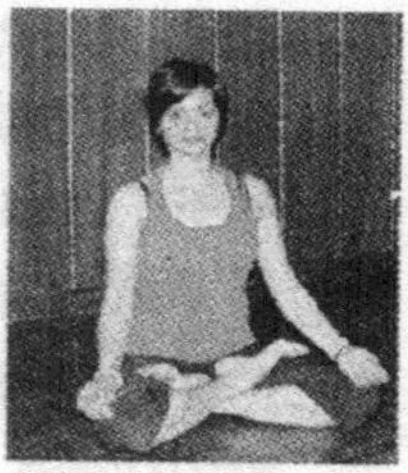

मानसिकता शिथिलता की यह तकनीक, पर्यावरण के प्रति मानसिक व व्यक्तिगत प्रतिक्रिया में सुधार लाती है। अनेक आसन ऐसे हैं, जो उच्चरक्तचाप घटाने में सहायक हैं।

ध्यान

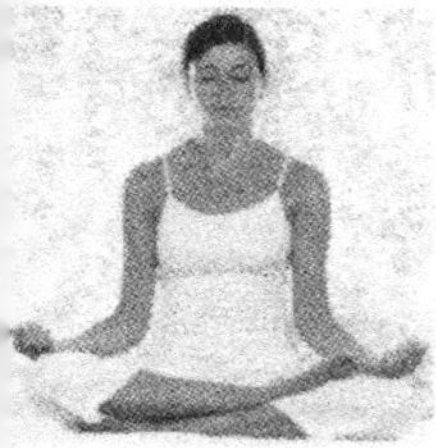

किन्हीं शब्दों का मन ही मन जाप भी बाहरी विचारों से दूर रखता है।

वजन में कमी

मोटापा हाइपरटेंशन की ओर ले जाता है। यह ब्लड शुगर व कारोनरी हृदय रोगों की भी जड़ है। अपने शरीर का आदर्श वजन बनाए रखें।

दवाएँ (यदि आवश्यकता हो)

यदि सभी साधन फेल हो जाएं तो डॉक्टर के कहे अनुसार दवा खानी चाहिए। दवाएँ कभी भी अचानक बंद न करें वरना रक्तचाप बढ़ने से नुकसान हो सकता है।

उच्चरक्तचाप चिकित्सा में क्या करें/क्या न करें?

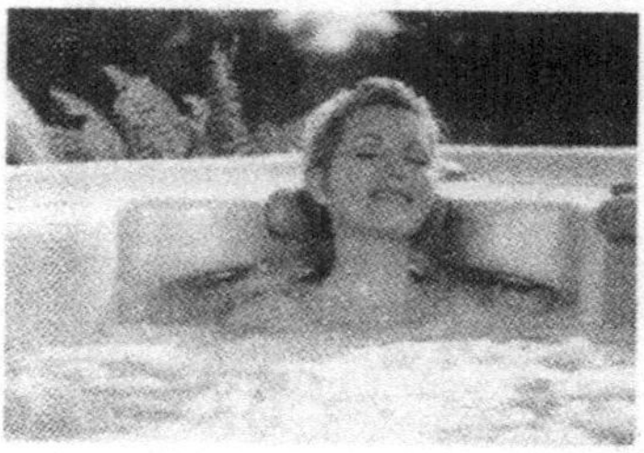

उच्चरक्तचाप रोगियों को ऐसी अवस्था व स्थान से दूर रहना चाहिए, जहाँ उनकी हृदयगति व रक्तचाप अचानक बढ़ सकते हैं; जैसे–

- सॉना
- भाप-स्नान
- भाप कक्ष
- हॉट टब
- गर्म पानी के तरणताल आदि।

यदि आप इन गतिविधियों में शामिल होना भी चाहें तो वहाँ 10 मिनट से अधिक का समय न बिताएं। इसके बाद कुछ मिनट के लिए ताप से हटकर बैठें ताकि सिर चकराने का खतरा घट जाए।

हाइपरटेंशन रोगियों को सदा (over the counter) ओ.टी.सी. दवाओं से दूर रहना चाहिए, इसमें वासोकॉनस्ट्रिकटर्स (Vasoconstrinckters) होते हैं जो रक्तचाप बढ़ाते हैं–

ऐसी कुछ दवाएँ हैं–

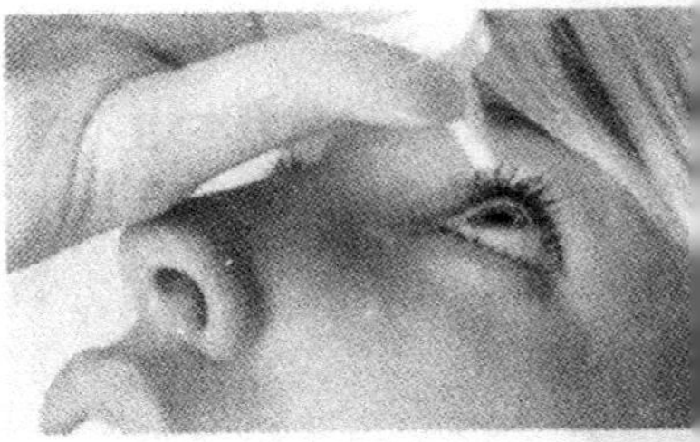

- आँखों में डालने की दवा
- जुकाम, खांसी व बलगम की दवाएँ (जिनमें डीकांजेस्टेंट होते हैं)
- एंटीहिस्टामाइंस

हाइपरटेंसिव रोगियों को चिकित्सा से जुड़े सभी निर्देशों का पालन करना चाहिए। यदि चिकित्सा के दौरान कोई भी दुष्प्रभाव सामने आएँ तो उन्हें डॉक्टर को बताने में देर नहीं करनी चाहिए। ❑

अध्याय - 4

उच्चरक्तचाप की चिकित्सा के लिए आहार

1. नमक का कम सेवन व असंवेदनशीलता
2. डैश डाइट
3. कम वसा व कॉलेस्ट्रॉल युक्त आहार
4. वजन घटाने के लिए आहार (लोगों के लिए)
5. उच्च वसा रेशे
6. उच्च एंटी ऑक्सीडेंट।

उच्चरक्तचाप के रोगियों के लिए आहार पाँच प्रमुख पहलुओं का ध्यान रखा जाना चाहिए। वे हैं कमी, कैलोरी घटाना (मोटे की मात्रा में कमी, फल-सब्जियों तथा एंटी-ऑक्सीडेंट की अधिक मात्रा लेना; इन पर एक एक करके विचार करें।

नमक की अधिक मात्रा व हाइपरटेंशन

उच्चरक्तचाप का एक प्रमुख कारण है नमक या सोडियम का अधिक सेवन। मक रक्तचाप को प्रभावित करता है क्योंकि इसके कारण शरीर में अधिक पानी रहने लगता है वैसे केडनी यानी गुर्दे नमक तथा पानी की अतिरिक्त ात्रा को शरीर से निकालते रहते हैं। जब गुर्दे सही रह से काम नहीं करते तो शरीर में द्रव की मात्रा ढ़ने लगती है। गुर्दों के कार्य का रक्त संचरण तंत्र े गहरा नाता है; रक्तचाप में बदलाव गुर्दों को काम रने पर मजबूर करता है। अगर गुर्दे सही तरीके से ाम नहीं करते तो शरीर में द्रव की मात्रा अधिक ोने से, हाइपरटेंशन हो जाएगा।

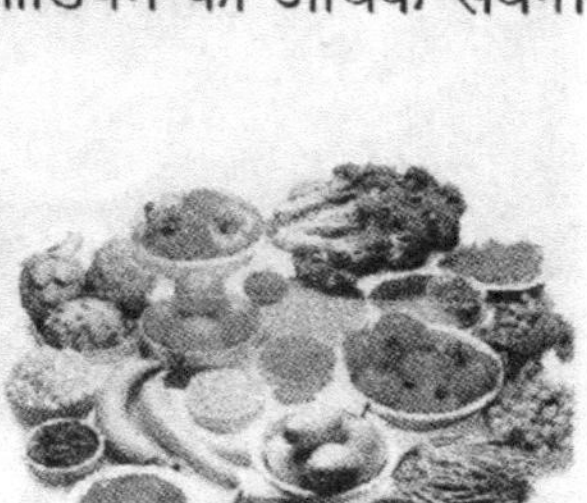

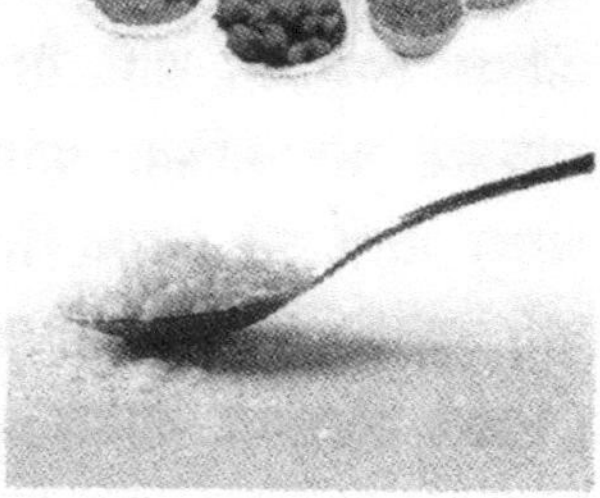

यदि हाइपरटेंशन रहेगा तो गुर्दों की कार्यक्षमता

घटेगी; शरीर में द्रव तथा नमक की मात्रा बढ़ने लगेगी, जिससे हाइपरटेंशन क समस्या और भी बढ़ जाएगी।

नमक संवेदनशीलता

केवल नमक का सेवन घटाने से सभी उच्चरक्तचाप के रोगियों को फाय नहीं होगा क्योंकि कुछ लोग नमक के प्रति असंवेदनशील होते हैं। नमक के प्र संवेदनशील मरीज तो नमक की मात्रा सीमित करते ही प्रतिक्रिया देते है रक्तचाप घट जाता है। तकरीबन 50% उच्चरक्तचाप रोगी नमक के प्र असंवेदनशील हैं।

आप नमक के प्रति संवेदनशील हैं या नहीं, यह जानने के लिए बार दिवसीय प्रयोग करना होगा। पूरे बारह दिन तक एक ही समय पर रक्तचा की जाँच करें। पहले चार दिन नमक की सामान्य मात्रा लें, अगले चार दि नमक की अल्प मात्रा लें तथा अगले चार दिन तक नमक की अतिरि मात्रा लें। यदि नमक की मात्रा घटाने-बढ़ाने से रक्तचाप भी घटता-बढ़ता तो आप नमक के प्रति संवेदनशील हैं। यदि रक्तचाप की दर प्रभावित न होती तो आप असंवेदनशील हैं।

डैश डाइट

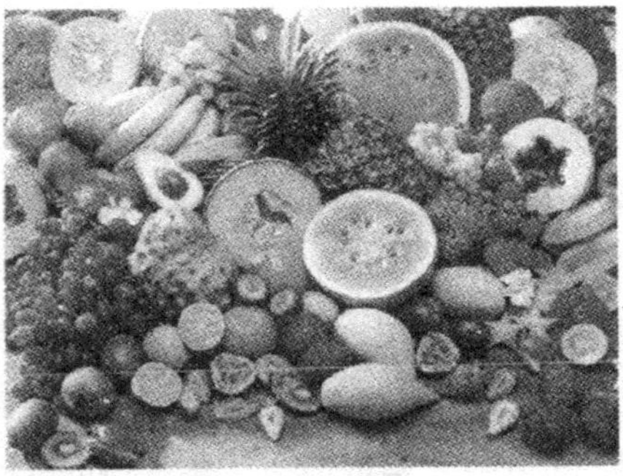

1997 में, यू.एस.ए. में Dash नाम शोध अध्ययन किया गया। इस (Dietary appproches to sto hypertension) हाइपरटेंशन की रोकथा के लिए आहार से जुड़े अध्ययन कि गए। उच्चरक्तचाप के 500 मरीजों व तीन वर्गों में विभाजित किया गया एक समूह ने फल व सब्जियों की क मात्रा तथा वसा, दूध व दूध से बने उत्पादों की अतिरिक्त मात्रा ली। (ए औसत अमरीकी यही गैर सेहतमंद आहार लेता है)। दूसरे समूह ने फल सब्जियों की अधिक मात्रा के साथ वसा, दूध व दूध से बने उत्पादों की भरपूर मात्रा ली (कम सेहतमंद आहार)। तीसरे समूह ने फल, सब्जी व अना की अतिरिक्त मात्रा ली तथा वसा, दूध व दूध से बने उत्पादों की मात्रा घट (सबसे सेहतमंद आहार)।

अध्ययनों से पता चला कि दूसरे समूह के रक्तचाप में कमी आई लेकिन सिरे समूह में सबसे ज्यादा रक्तचाप घटा। डैश डाइट के विश्लेषण से पता ला कि पोटाशियम, कैल्शियम तथा मैग्नीशियम की मात्रा बढ़ाने से, उच्च क्तचाप के रोगियों के रक्तचाप में कमी आती है।

ये तीनों फलों, सब्जियों, साबुत अनाज व फलियों में भरपूर मात्रा में पाए ाते हैं। हरी पत्तेदार सब्जियों तथा फलियों में भी कैल्शियम व मैग्नीशियम की रपूर मात्रा होती है।

भारत में डैश डाइट (Dash) का पालन करना चाहें तो इन बातों पर ध्यान दें:

- नाश्ते में एक गिलास फल या सब्जियों का जूस लें।
- कोई भी अनाज (मक्का, गेहूँ, चावल) लें व इसमें बैरी तथा केले के टुकड़े मिलाएँ।
- दोपहर तथा रात के भोजन में सलाद अवश्य लें।
- सैंडविच, रोटी या चावल में टमाटर, अंकुरित अनाज या हरी पत्तेदार सब्जी मिलाएँ।
- बेक्ड आलू, ब्रोकली से बनी सब्जियाँ, गोभी व गाजर खाएँ। सब्जियों की मात्रा भरपूर हो।
- मांस, चीज़ तथा तले भोजन से परहेज करें।
- सलाद में हरी सब्जियों की भरपूर मात्रा लें।
- कम वसा युक्त दही या दूध लें।

म कॉलेस्ट्रॉल तथा वसा युक्त आहार (ट्राईग्लिसराइड)

दिल को कोई नुकसान होने पर, आथरोस क्लेरोसिस, आर्टरी की दीवारों में माव आदि होने से भी रक्त के दबाव की मात्रा बढ़ती है। इन संकुल रक्त लेकाओं में जगह कम होने की वजह से भी रक्त का दबाव बढ़ता है। यदि त नलिकाओं के आकार से अधिक रक्त की मात्रा हो तो उससे भी च्चरक्तचाप हो सकता है।

उच्चरक्तचाप व कोरोनरी हृदयरोग साथ-साथ चलते हैं। वसा की अतिरिक्त त्रा से हृदयाघात का खतरा व मोटापा बढ़ता है, मधुमेह भी हो सकता है और प बी.पी. के काफी करीब पहुँच जाते हैं।

साओल हाइपरटेंशन नियंत्रण कार्यक्रम, वसायुक्त आहार पर पाबंदी लगाते ए शाकाहारी आहार पर बल देता है। हमारा जीरो ऑयल फूड बी.पी. के लिए हुत अच्छा होता है। हमने 1000 से अधिक 'जीरो ऑयल' व्यंजन तैयार किए जिनमें तेल का कोई प्रयोग नहीं होता।

हम 18 वर्ष से अधिक आयु के व्यक्तियों को जीरो ऑयल कुकिंग अपनाने की सलाह देंगे जिससे भविष्य में बी.पी. की भी रोकथाम होगी। सभी तेल ट्राईग्लिसराइड होते हैं; चाहे वे सैचुटेड हों, मोनो अवसैचुटेड या फिर पोली अवसैचुरेटिड। इन सबसे परहेज करें।

सभी पशु से प्राप्त होने वाले खाद्य उत्पादों, पोल्ट्री व डेयरी उत्पादों में कॉलेस्ट्रॉल पाया जाता है। बी.पी. व आथरोसक्लेरोसिस की रोकथाम के लिए इनसे बचना चाहिए।

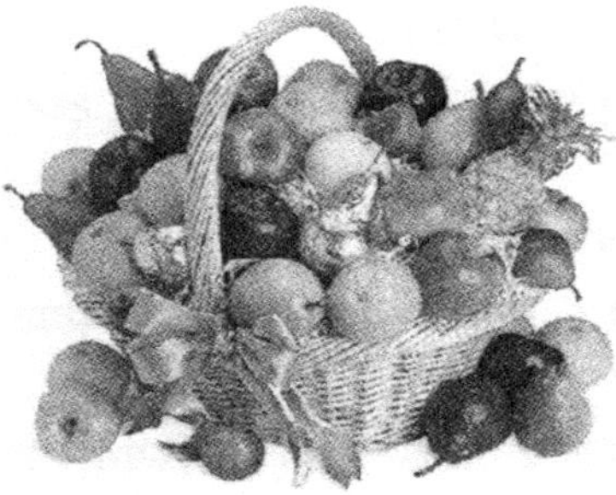

वजन घटाने के लिए आहार

शरीर का अतिरिक्त भार या मोटापा उच्चरक्तचाप का प्रमुख कारण है। द ट्रायल ऑफ हाइपरटेंशन प्रीवेंशन (ToHP), द ट्रॉयल ऑफ नॉन फर्माकोलॉजिकल इंटरवेंशन्स इन द एल्डरली (Tone), व दूसरे अध्ययनों से पता चला है कि 4–5 किलोग्राम वजन घटाने से 3–4 mmHg रक्तचाप घटाया जा सकता है। वजन घटाने से उच्चरक्तचाप की दवाएं भी प्रभावी हो जाती हैं।

यदि कोई दवा लिए बिना या कम मात्रा में दवा लेकर उच्चरक्तचाप घटाना चाहे तो उसे अपना आदर्श वजन घटाने का प्रयास करना चाहिए। अब शरीर को बॉडी मास इंडेक्स (BMI) से व्यक्त किया जाता है। उच्चरक्तचाप रोगी का आदर्श बी.एम.आई. 24 होना चाहिए। निम्नलिखित चार्ट में बी.एम.आई. दिए गए हैं आपको अपनी ऊँचाई के अनुसार आदर्श वजन पता करना चाहिए (24 बी.एम.आई. पर कि.ग्रा. में आपका वजन) अपना लक्ष्य निर्धारित करें तथा बी.एम.आई. 24 तक पहुँचने के लिए प्रतिमास 2–3 कि.ग्रा. वजन घटाने की कोशिश करें।

वजन कैसे घटाएँ?

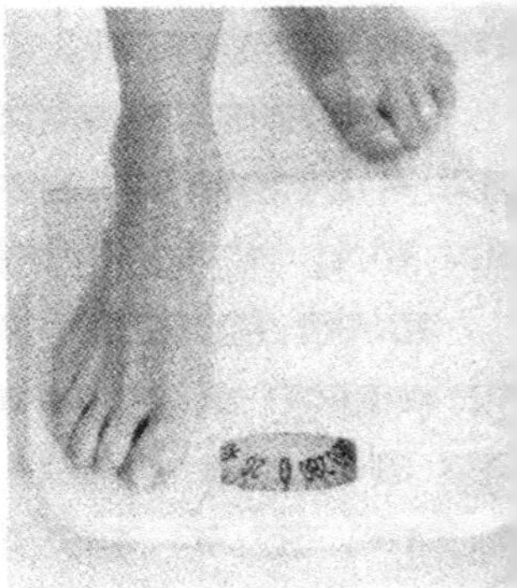

हमारे शरीर को कैलोरी चाहिए और हमें भोजन से वे कैलोरी मिलती हैं। उन्हीं से शरीर काम करता है। यदि हमने कैलोरी की मात्रा कम ग्रहण की तथा ज्यादा व्यय की तो वजन घटेगा। यदि कैलोरी अधिक और व्यय कम हुआ तो वजन बढ़ेगा तो आपका आहार ऐसा हो जो कैलोरी की मात्रा को ज्यादा न करे लेकिन भोजन स्वादिष्ट, स्वास्थ्यवर्द्धक तथा पोषक होना चाहिए।

अपना बॉडी मास इंडैक्स जानें

ऊंचाई (फीट) ↓	ऊंचाई (मीटर) ↓	शरीर का वजन (कि.ग्राम) ↓																
4'.10'	1.47	41	44	45	48	50	52	54	56	58	61	63	65	67	69	72	74	76
4'.11"	1.50	43	45	47	49	52	54	56	58	60	63	65	67	69	72	74	76	78
5'.0"	1.52	44	46	49	51	54	56	58	60	63	65	67	69	72	74	76	79	81
5'.1"	1.55	45	48	50	53	55	58	60	62	65	67	69	72	74	77	79	82	84
5'.2"	1.57	47	49	52	54	57	59	62	64	67	69	72	74	77	79	82	84	87
5'.3"	1.60	49	51	54	56	59	61	64	66	69	72	74	77	79	82	84	87	89
5'.4"	1.62	50	53	55	58	61	64	66	68	71	74	77	79	82	84	87	89	93
5'.5"	1.65	52	54	57	60	63	65	68	71	74	76	79	82	84	87	90	93	95
5'.6"	1.68	54	56	59	62	64	67	70	73	76	78	81	84	87	90	93	95	98
5'.7"	1.70	55	58	61	64	66	69	72	75	78	81	84	87	90	93	96	99	101
5'.8"	1.72	57	59	63	65	68	72	74	78	80	84	86	89	92	95	98	101	104
5'.9"	1.75	58	61	64	68	70	74	77	80	83	86	89	92	95	98	101	104	107
5'.10"	1.78	60	63	66	69	73	76	79	82	85	88	92	95	98	101	104	107	110
5'.11	1.80	62	65	68	71	75	78	81	84	88	91	94	98	101	104	107	110	114
6'.0"	1.83	64	67	70	74	77	80	84	87	90	94	97	100	104	107	110	114	117
6'.1"	1.85	65	68	72	75	79	83	86	89	93	96	99	103	107	110	114	117	120
6'.2"	1.88	67	70	74	78	81	84	88	92	95	99	102	106	109	113	116	120	123
6'.3"	1.90	69	73	76	80	84	87	91	94	98	102	105	109	113	116	120	123	127
6'.4"	1.93	71	74	78	82	86	89	93	97	100	104	108	112	115	119	123	127	130
बीएमआई →		**19**	**20**	**21**	**22**	**23**	**24**	**25**	**26**	**27**	**28**	**29**	**30**	**31**	**32**	**33**	**34**	**35**
		← समान्य से कम वजन →			← समान्य →				← समान्य से अधिक वजन →				← मेटापा →					

इनपुट देने वाले पोषक तत्त्व

मनुष्य को शरीर की विभिन्न गतिविधियाँ संचालित करने के लिए पोषक तत्त्वों की आवश्यकता होती है ताकि वह स्वस्थ जीवन जी सके। पोषक तत्त्व में कार्बोहाइड्रेट, प्रोटीन, वसा, विटामिन, खनिज लवण, जल तथा रेशेदार पदार्थ होते हैं। प्रत्येक भोजन से कैलोरी की अलग-अलग मात्रा प्राप्त होती है।

कार्बोहाइड्रेट	: 4 कैलोरी प्रति ग्राम
प्रोटीन	: 4 कैलोरी प्रति ग्राम
वसा	: 9 कैलोरी प्रति ग्राम

विटामिन तथा खनिज लवण ऊर्जा तो नहीं देते पर वे शरीर की चयापचय गतिविधियों में महत्त्वपूर्ण भूमिका निभाते हैं। मनुष्य को अपने आहार में सभी पोषक तत्त्व चाहिए अतः उसकी पोषक तत्त्वों की संतुलित मात्रा से भरपूर होना चाहिए। पानी व रेशेदार पदार्थों से भी कैलोरी नहीं मिलती पर ये भी अच्छी सेहत पाने के लिए आवश्यक हैं।

हमारा शरीर कार्बोहाइड्रेट्स (अनाज, चीनी, फल व सब्जियाँ), प्रोटीन (फलियाँ व दालें, दूध तथा जंतु उत्पाद) व वसा (सभी तेल, मक्खन, क्रीम व पनीर आदि) से कैलोरी की पूर्ति करता है।

शरीर द्वारा कैलोरी का व्यय या आउटपुट

हमारे शरीर को प्रत्येक गतिविधि के लिए कैलोरी चाहिए। इस चार्ट से पता चलता है कि हमें प्रति मिनट कितनी कैलोरी चाहिए। एक आरामदायक जीवनशैली जीने वाले व्यक्ति के लिए पूरे दिन में 1600 कैलोरी काफी होती हैं। ये कैलोरी कार्बोहाइड्रेट, प्रोटीन तथा वसा से मिलती है।

गतिविधि	ऊर्जा व्यय
सोना	0.5 कैलोरी/प्रति मिनट
पढ़ना	1.4 कैलोरी/प्रति मिनट
खाना	1.8 कैलोरी/प्रति मिनट
बातचीत करना	1.8 कैलोरी/प्रति मिनट
बैठना/लिखना	2.0 कैलोरी/प्रति मिनट
कार चलाना	2.1 कैलोरी/प्रति मिनट
खड़े होना	2.2 कैलोरी/प्रति मिनट
चलना	4-5 कैलोरी/प्रति मिनट

चहलकदमी करना	6-8 कैलोरी/प्रति मिनट
जॉगिंग	7-9 कैलोरी/प्रति मिनट
फुटबॉल खेलना	7-10 कैलोरी/प्रति मिनट
दौड़ना	10-12 कैलोरी/प्रति मिनट

्क सम्पन्न भारतीय का आहार

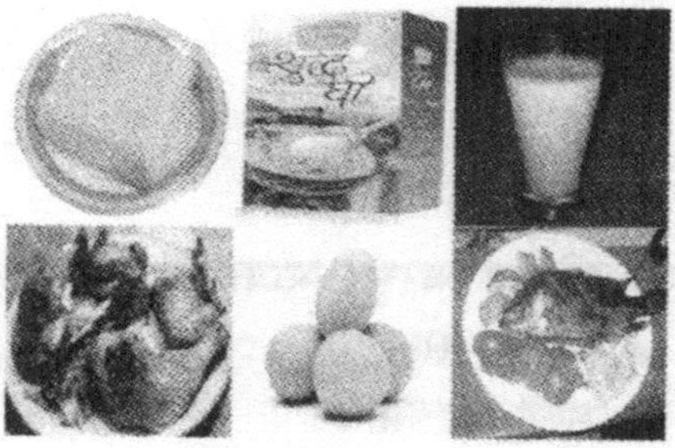

एक उच्च या मध्यवर्गीय भारतीय ापने आहार में काफी वसा तथा उच्च ्लारी युक्त कार्बोहाइड्रेट लेता है। 0-50% वसा से तथा 40-50% ार्बोहाइड्रेट से कैलोरी मिलती है। 10 20% कैलोरी प्रोटीन से भी मिलती । अक्सर आउटपुट से ज्यादा इनपुट ोता है।

जन घटाने के लिए भोजन

सबसे पहले भोजन में वसा की मात्रा घटाएं। तला भोजन, सूखे मेवे, नीर, मक्खन, चॉकलेट व आइसक्रीम से दूर रहें। 'जीरो ऑयल कुकिंग' ापनाएं। याद रखें कि 1 ग्राम वसा में 9 कैलोरी होती हैं और यही वसा ाटापे की जड़ है।

उन्हें कार्बोहाइड्रेट के साथ भी अधिक सलाद, सब्जियाँ व फल तथा ोदार पदार्थ खाने चाहिए। वे चाहें तो सीमित मात्रा में चीनी या मीठा ले कते हैं।

वजन घटाने के लिए निम्नलिखित भोजन से परहेज करें:

- दूध (फुल क्रीम) व दूध उत्पाद
- मक्खन व पनीर
- तला भोजन
- सभी उच्च वसायुक्त मांसाहारी पदार्थ
- चॉकलेट व आइसक्रीम
- नट्स व सूखे मेवे
- मिठाई
- सभी प्रकार के तेल
- कोल्ड ड्रिंक (शीतल पेय)

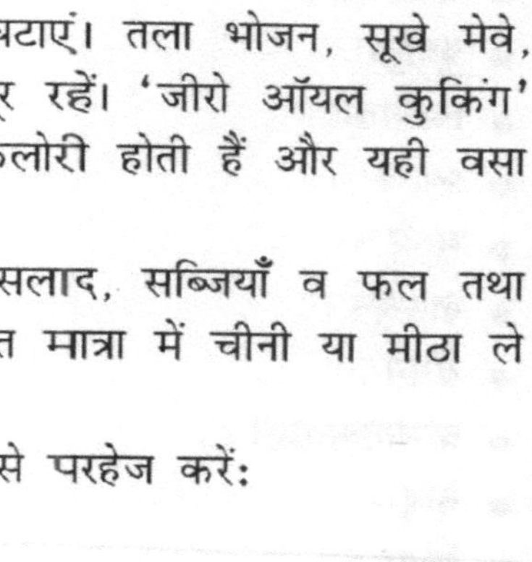

निम्नलिखित भोजन सीमित मात्रा में लें

- गाढ़ी दाल
- चपाती
- सेवईयाँ
- ज्वार
- सूखे मटर
- गुड़, चीनी
- आम
- ब्राउन व सफेद ब्रेड
- चावल
- बाजरा
- मक्का
- आलू, शकरकंदी, अरबी
- पका केला

जो भोजन भरपूर मात्रा में खा सकते हैं:

- बथुआ साग
- मूली का साग
- चौलाई साग
- अरबी का साग
- मेथी साग
- पुदीना
- जिमीकंद
- प्याज
- मूली
- लहसुन
- बैंगन
- कमलककड़ी
- कद्दू
- टिंडा
- घिया
- शिमला मिर्च
- मशरूम
- अमरूद
- मौसमी
- तरबूज
- अनानास
- खरबूजा
- पालक
- पत्तागोभी
- गाजर साग
- सहजन
- सलाद पत्ता
- सरसों साग
- गाजर
- सफेद
- अदरक
- बींस
- खीरा
- परवल
- भिंडी
- टमाटर
- तोरी
- ककड़ी
- सेब
- नींबू
- संतरा
- पका पपीता
- पका टमाटर

च्च रेशे व एंटी ऑक्सीडेंट युक्त आहार

ारपूर मात्रा में फल, सब्जियाँ व अनाज खाएँ)

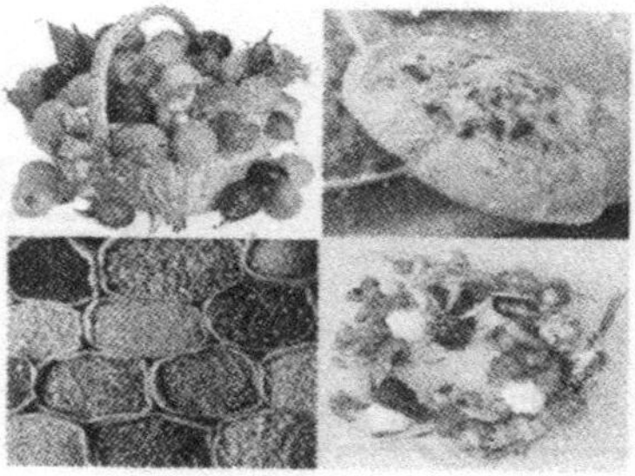

रेशेदार भोजन से रक्तचाप घटता है। ये ारी आंतों से अवशोषित नहीं होते। इनमें लोरी भी काफी कम होती है इसलिए च्चरक्तचाप के मोटे मरीजों के लिए भी यदेमंद है।

एंटी ऑक्सीडेंट विटामिन तथा सूक्ष्म पोषक त्र होते हैं – जो कि उच्चरक्तचाप घटाने सहायक हैं। ये विटामिन, विटामिन ए, टामिन सी, विटामिन ई होते हैं तथा क्रोमियम, जिंक, कॉपर, मैगनीज तथा लिवडेनिम आदि भी इसी श्रेणी में आते हैं।

उच्चरक्तचाप के मरीजों को रेशे तथा एंटी ऑक्सीडेंटयुक्त आहार लेना हिए।

❑

अध्याय - 5

उच्चरक्तचाप नियंत्रण के लिए तनाव प्रबंध

जैसे कि पहले भी बता चुके हैं कि तनाव प्रबंधन; उच्चरक्तचाप घटाने प्रमुख रूप से सहायक हो सकता है। हम सब जानते हैं कि गुस्सा आते ही तनावग्रस्त होते ही हमारा रक्तचाप बढ़ जाता है। जब भी हम किसी दबाव में हो हैं तो रक्तचाप बढ़ जाता है। शरीर को आराम देते ही रक्तचाप भी नीचे आ जा है। लोग इन बातों को इतनी अच्छी तरह समझते हैं कि जब मैं जांच में कि का रक्तचाप अधिक पाता हूँ तो मरीज झट उत्तर देता है - "सर, मैं एक घं कार चलाकर आया हूँ। इस तनाव से बी.पी. बढ़ा है। घर में तो सामान्य ही था।

यदि आप हाइपरटेंशन का शाब्दिक अर्थ देखें तो इसका अर्थ है-'अधि तनाव'।

- विवेकी मस्तिष्क का प्रशिक्षण तथा भावनात्मक मस्तिष्क को पालतू बनाना
- तनाव व जीवन पर इसके प्रभावों को समझना
- आसपास से उपजने वाले तनाव को पहचानना तथा उसकी रोकथाम करना
- अपनी प्रवृत्ति, इच्छाओं, प्रतिक्रियाओं, मांग व मानसिकता को समझना/मानसिकता में बदलाव लाना
- जीवन में अतिभार से बचना
- जीवन के क्षेत्रों को संतुलित करना
- तनाव का प्रबंधन व उसे दूर भगाना
- बोलने के तरीके में सुधार लाना

जब भी तनाव उपजता है तो हमारे शरीर से एड्रेनालिन तथा कोर्टीसोल ामक स्राव होता है। यही तनाव की प्रतिक्रिया - तनाव के प्रति शरीर की तिक्रिया के लिए उत्तरदायी है।

. विवेकी तथा भावनात्मक मस्तिष्क

तनाव सबसे पहले दिमाग ' ही पैदा होता है अतः तनाव बंधन से पहले हमें मस्तिष्क ी संरचना को जानना होगा। कयात्मक दृष्टि से इसके दो ाग हैं:-

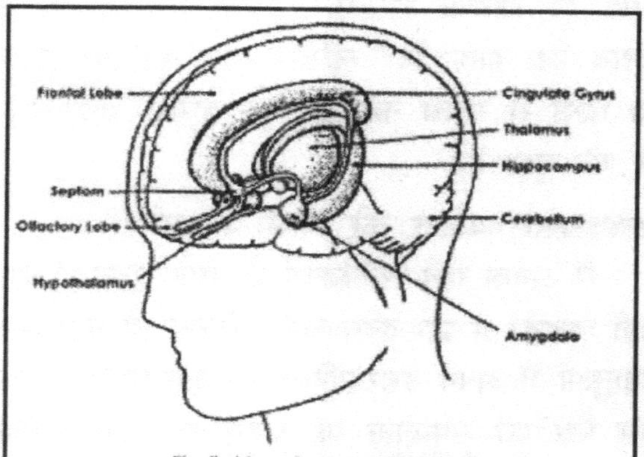

The limbic system, or animal brain

) विवेकी मस्तिष्क

) भावनात्मक मस्तिष्क

विवेकी मस्तिष्क को ेरीब्रल कोर्टेक्स' भी कहते जो कि हमारे रोजमर्रा के ार्यों, सोचने, सीखने, भाषण, स्मृति व वातावरण को समझने के लिए उत्तरदायी ता है। भावनात्मक मस्तिष्क 'लिम्बिक कोर्टेक्स' कहलाता है। ये हमारी वनात्मक अस्थिरता के लिए उत्तरदायी है। इसका हमारे क्रोध, खीझ, चिड़चिड़ेपन, णा व लालच से गहरा नाता है।

मैं तनाव प्रबंधन की जो तकनीक दूँगा, उसमें 'विवेकी मस्तिष्क का शिक्षण तथा भावनात्मक मस्तिष्क को पालतू बनाना' शामिल होगा।

खास बात तो यह है कि विवेकी मस्तिष्क तो सारे तर्क समझ लेगा, वह जीवन तनाव के कारण तथा प्रभाव का विश्लेषण भी कर सकता है लेकिन भावनात्मक स्तिष्क तर्क को नहीं जानता - इसे तो योग व ध्यान से ही साधना होगा।

आइए, विवेकी मस्तिष्क को तनाव प्रबंधन की और जानकारी दें:

नाव व जीवन पर इसके प्रभावों को समझना

ाव की परिभाषा

तनाव एक ऐसा शब्द है, जिसे कहीं भी, कोई भी आसानी से प्रयोग में लाता ता है। हालांकि इसकी स्पष्ट परिभाषा अब तक नहीं दी जा सकी। स्वयं प्रयास रें व देखें कि यह कितना कठिन कार्य है।

मेडीकल विज्ञान इसे शारीरिक व मानसिक मांगों के प्रति शारीरिक प्रतिक्रिय कहता है – चाहे वो वास्तविक हो अथवा अवास्तविक। इनसे तनाव उत्पन्न कर वाले स्राव पैदा होते हैं। ए.सी.टी.एच., कोर्टीसोल, एड्रेनालिन तथा नॉन एड्रेनालि इसी की देन हैं।

तनाव की व्यावहारिक परिभाषा हो सकती है : "जिदंगी में कोई समस्‍ आते ही आपके संसाधन उससे निबटने के लिए तैयार हो जाते हैं, जिस तनाव पैदा होता है।" लेकिन याद रखें कि तनाव का केवल बाहरी समस्याअ या मांगों से संबंध नहीं है, यह हमारी आशाओं, भय, अपेक्षाओं तथा विश्वास से भी जुड़ा है।

तनावग्रस्त व्यक्ति को कैसे पहचानें?

मैं अनेक ऐसे व्यक्तियों से मिल चुका हूँ जो स्वयं को तनावग्रस्त मानना ह नहीं चाहते। वे इस तथ्य को स्वीकार ही नहीं कर सकते कि जीवन के विभि पहलुओं में अपने उत्तरदायित्व न जान पाने की वजह से ही वे तनावग्रस्त हैं। क बार पैसे की सफलता या अहम् भी उन्हें सच्चाई तक पहुँचने नहीं देता।

अत्यधिक तनाव के कुछ लक्षण निम्नलिखित हैं:-

शारीरिक लक्षण

1. मांसपेशियों में तनाव (कंधे व पीठ में दर्द)
2. अनियमित श्वास
3. मुँह सूखना
4. हथेलियों में पसीना आना
5. उंगलियाँ ठंडी पड़ना
6. पेट में मरोड़ होना
7. हाथ काँपना
8. बार-बार मूत्र-त्याग करना

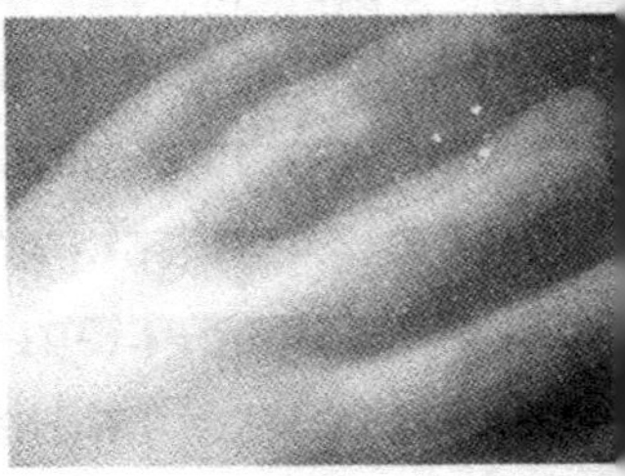

व्यवहारगत लक्षण

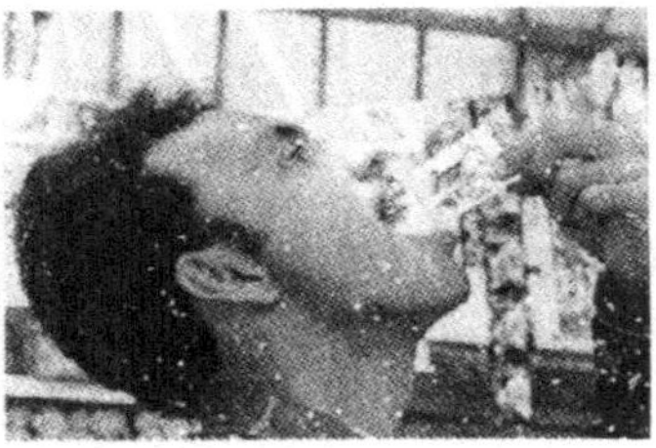

1. धूम्रपान
2. तंबाकू का सेवन (गुटका)
3. उत्तेजक पदार्थों का सेवन (चाय, कॉफी
4. मदिरा की अधिक मात्रा लेना
5. नाखून चलाना, घुटने हिलाना, बाल खींच

6. अंधाधुंध गाड़ी चलाना
7. सामाजिक निष्कासन
8. अपलक घूरना

ावनात्मक लक्षण

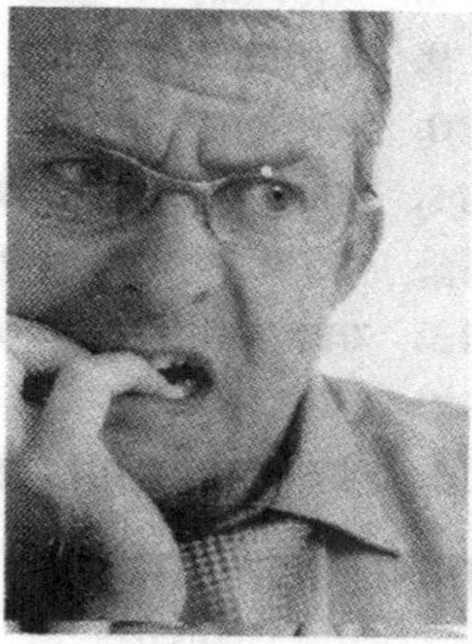

1. चिड़चिड़ापन
2. गुस्सा आना
3. हड़बड़ाहट
4. उद्वेग
5. अवसाद की भावना
6. अकारण भय
7. असुरक्षा की भावना
8. अकारण आक्रामकता
9. नींद न आना
0. बुरे सपने आना

नात्मक लक्षण

1. हास्यप्रियता का अभाव
2. याद्दाश्त में कमी
3. भूलने की आदत
4. सामान्य बुद्धि का अभाव
5. अस्पष्ट सोच
6. अकारण भय
7. अटपटे विचार आना

आप लोग इनमें से किसी एक या उससे अधिक समस्याओं से ग्रस्त हो कते हैं। सावधान रहें कि तनावग्रस्त होने पर समस्या और भी बढ़ सकती है।

यहाँ कुछ ऐसे परिवर्तन दिए गए हैं, जो तनाव की प्रतिक्रिया से शरीर में ा होते हैं। आप देख सकते हैं कि ये व्यक्ति के निजी, सामाजिक तथा ावसायिक जीवन को कैसे प्रभावित करते हैं।

शरीर पर तनाव के प्रभाव

1. हृदयगति में वृद्धि
2. रक्तचाप में वृद्धि
3. मांसपेशियों के तनाव में वृद्धि

4. जी.एस.आर. में कमी
5. श्वास गति में वृद्धि
6. ऑक्सीजन खपत में वृद्धि
7. आटर्रीज का संकुचन
8. कोर्टीसोल में वृद्धि
9. एड्रेनालिन में वृद्धि
10. ब्लडशुगर में वृद्धि
11. सीरम कॉलेस्ट्रॉल में वृद्धि
12. पेट में अधिक अम्ल बनना
13. रक्त का थक्का ज्यादा जमना
14. लार न बनना
15. बाऊल व ब्लैडर टोन में कमी

तनाव तथा रोग

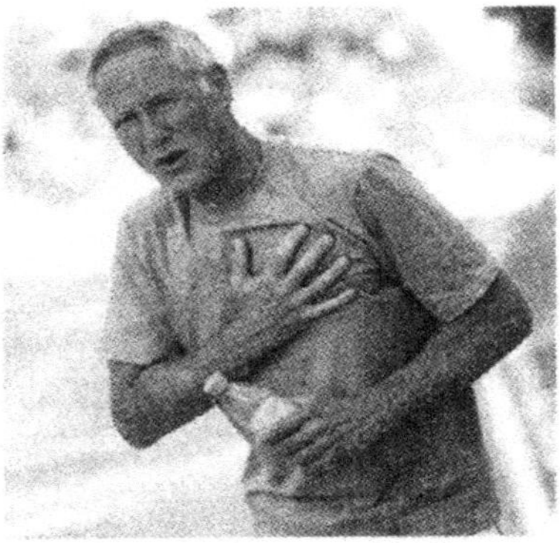

आधुनिक विज्ञान कुछ समय पह तक तनाव को रोगों का वाहक नहीं मान था। एक उच्चपदस्थ अधिकारी उच्चरक्तचाप, हृदयरोग व पेट का अल्स आदि रोग, संतुष्ट मध्यमवर्गीय व्यक्ति किसी देहाती की तुलना में अधिक होते इसकी व्याख्या केवल गंभीर जाँच द्वारा की जा सकती है।

पिछले कुछ दशकों में अने स्पीडेमिओलॉजिकल अध्ययनों व अ निरीक्षणों से पता चला है कि कई रोग तो प्रत्यक्षत: तनाव की उपज होते हैं। इ 'साइकोमैटिक' रोगों का नाम दिया गया है:

ऐसे सामान्य रोगों की सूची:

1. उच्चरक्तचाप
2. एंजाइना या छाती में दर्द
3. हृदयाघात
4. तनाव से सिरदर्द
5. माइग्रेन

6. पीठ में दर्द
7. कंधों में दर्द
8. स्पांडिलाइसिस
9. अतिस्पंदन
10. एलर्जी
1. दमा
2. थकान व आलस
3. उद्वेग
4. फोबिया
5. अनिद्रा
6. अवसाद
7. इरीटेबल बाऊल सिंड्रोम (IBS)
8. पेटिक अल्सर
9. महिलाओं में पी.एम.एस. सिंड्रोम

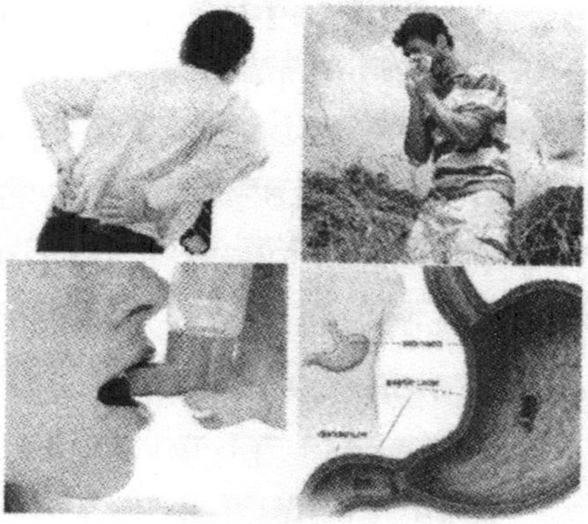

क्या आप इनमें से किसी एक से ग्रस्त हैं?अपने साथ पूरी ईमानदारी बरतते ए अपनी समस्याओं को पहचानने व समझने की कोशिश करें ताकि उनका चेत समाधान हाथ आ सके।

. तनाव उत्पन्न होना

"जब कोई काम हमारी इच्छा अनुसार नहीं होता तो उससे तनाव ा होता है।"

कृपया इस वाक्य को कई बार पढ़कर इसका अर्थ समझें। तनाव पैदा ते समय दो कारक काम करते हैं- 1) क्या हो रहा है, 2) हम क्या हते हैं। यदि इन दोनों का मेल हो जाए तो तनाव पैदा ही नहीं होगा और न्नता बरकरार रहेगी।

हमारे आसपास के माहौल में जो भी घट रहा है, वह 'बाह्य कारक' हलाते हैं। 'मैं क्या चाहता हूँ' ये दिमाग में होता है। इसे हम भीतरी कारक या नसिकता कह सकते हैं। आइए, इन्हें जानें:

1. **बाहरी कारक** :- मैं इसे तनाव के लिए उत्तरदायी मानता हूँ। मैंने की विस्तृत सूची भी दी है। कृपया उन्हें पहचानें। बाहरी कारकों का भी तनाव ा करने में बड़ा हाथ होता है। इन्हें पहचानने से इनके प्रबंधन में सहायता लती है।

2. **भीतरी कारक** :- ये हमारे पिछले अनुभवों, प्रशिक्षण, मूल्यों व अपेक्षाओं का परिणाम होता है। हमारा विश्वास, आशाएँ, प्रवृत्ति तथा इच्छा भीतरी कारकों को प्रभावित करते हैं। इसे 'मानसिकता' भी कह सकते हैं। वक्त के साथ ये मूल्य बदलते रहते हैं क्योंकि हमारे आसपास का माहौल भी बदलता है। भीतरी कारकों में कोई रुकावट या तीव्र बदलाव व्यक्ति को तनाव के और पास ले जाता है।

तनाव उत्पादन से निपटना

सामना करने की योग्यता का विकास :-

तनाव का सामना करने की योग्यता; शरीर व मन दोनों के पास होती है हमें तनाव पैदा करने वाले बाहरी तथा भीतरी कारकों से सही तरीके से निपटना होगा।

प्राय: इस मामले में व्यक्ति की योग्यता सुप्त रहती है या प्रयोग में नहीं आ पाती। कई लोगों की योग्यता दिग्भ्रमित होती है। यहीं प्रशिक्षण की आवश्यकता पड़ती है। यदि योग्यता होगी तो तनाव भगाने में देर नहीं लगेगी। वहीं दूसरी ओर यदि तनाव से निपटने की योग्यता न हो तो तनाव और भी बुरा हो सकता है तनाव उत्पादन को घटाने के लिए हमें बाहरी कारकों व भीतरी मानसिकता का मेल करना होगा।

5. बाहरी कारकों से निपटना

तनाव के बाहरी कारकों के उदाहरण :

सामाजिक व पारिवारिक

1. उच्च अवास्तविक अपेक्षाएँ

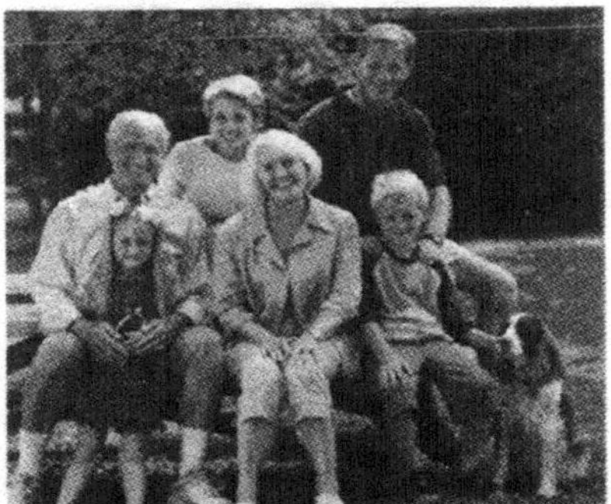

2. पति-पत्नी में दूरी
3. पारिवारिक सदस्यों से संप्रेषण का अभाव
4. निरंतर वित्तीय समस्याएँ
5. विभिन्न मूल्य तथा प्राथमिकताएँ
6. सोने के विभिन्न ढाँचे
7. खूबसूरत या बदसूरत पति/पत्नी
8. काम पर मतभेद
9. बहुत बोलने वाला पति/पत्नी
10. रूखा पति/पत्नी

11. पारिवारिक सदस्य की बीमारी/मृत्यु
12. लगातार मेहमान आना
13. अकारण अपेक्षाएँ रखने वाले संबंधी
14. बुरे पड़ोसी
15. बेवफाई

राजनीतिक

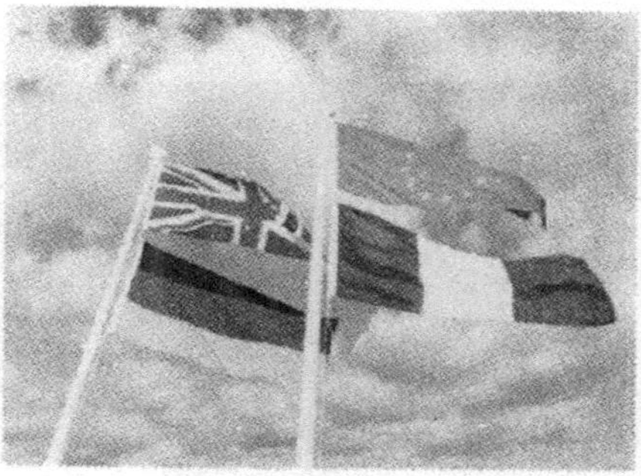

1. अस्थिर राजनीतिक परिदृश्य
2. संसद की भ्रष्ट मानसिकता
3. भ्रष्ट या असहयोगी ब्यूरोक्रेट
4. नेतृत्व का अभाव
5. तानाशाही
6. हड़तालें
7. अंतर्राष्ट्रीय तनाव
8. अधूरे वादे
9. मीडिया का गलत कवरेज
10. औद्योगिक नीति
11. धर्म का राजनीतिकरण
12. हिंसा का बार-बार प्रदर्शन
13. असक्षम मंत्री
14. राजनीति में अपराधीकरण
15. चुनावों में गड़बड़ी

व्यावसायिक

1. बदलाव - नए कौशलों के लिए
2. बदमिजाज बॉस
3. असक्षम कनिष्ठ
4. सहयोग न देने वाले सहकर्मी
5. बुरा प्रशासन
6. ब्यूरोक्रेसी
7. काम का भार
8. काम के दौरान सामाजिकता
9. कार्य के पर्यावरण पर नियंत्रण का अभाव

10. ऊपर से नीचे तक फीडबैक का अभाव
11. पुरस्कारों का अभाव
12. काम व समय का दबाव
13. अस्पष्ट अधिकार
14. काम के लंबे घंटे
15. अवकाश न मिलना

पर्यावरणीय

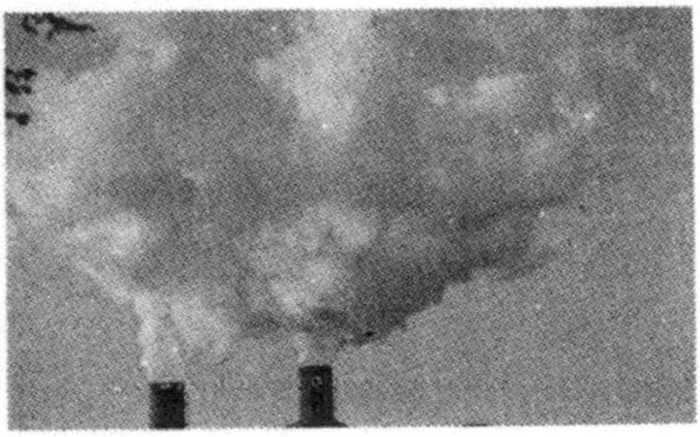

1. प्रदूषण में वृद्धि
2. वृक्षों की कटाई
3. शहरों की भीड़
4. अनियोजित शहर व कस्बे
5. भोजन में मिलावट
6. प्राकृतिक साधनों में कमी
7. जल प्रदूषण
8. अति औद्योगीकरण
9. रेडिएशन से हानि
10. ध्वनि प्रदूषण
11. औद्योगिक दुर्घटनाएँ
12. परमाणु अस्त्रों की होड़
13. ओजोन परत का ह्रास
14. दुर्लभ जन्तुओं का घटना
15. ग्रीन हाउस प्रभाव

शारीरिक व मानसिक

1. बहुत गर्म या ठंडा वातावरण
2. कसी या ढीली पोशाक
3. घर/काम पर शोर-शराबा
4. असुविधाजनक कुर्सियाँ
5. रोशनी या हवा का बुरा प्रबंध
6. लगातार झुकना या खड़े रहना
7. आँखों पर लगातार दबाव
8. सफाई का अभाव
9. सुरक्षा नियमों का अभाव

10. व्यंग्यात्मक स्वर
11. ऑफिस में राजनीति
12. कटु वातावरण
13. एकांत वातावरण
14. बहुत ज्यादा भीड़
15. समस्या पैदा करने वाले लोग

ार्थिक कारक

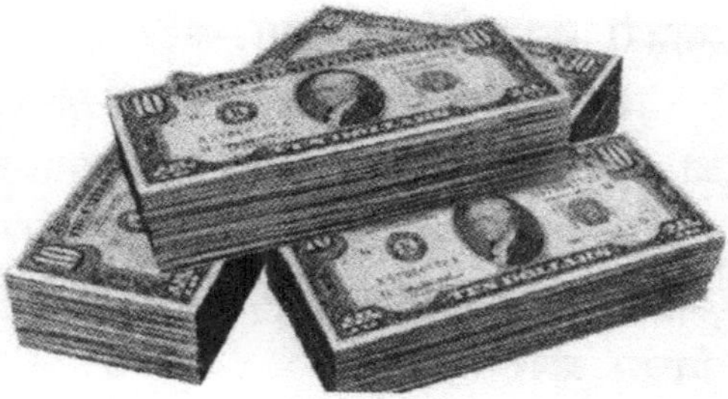

1. मुद्रास्फीति
2. धीमी आर्थिक वृद्धि
3. जल संकट
4. बिजली संकट
5. यूनियन पावर
6. उत्पादन में कमी
7. आयात-निर्यात अंतराल
8. धनी-निर्धन अंतराल
9. घर व भूमि की अतिरिक्त कीमतें
0. ब्याज दरों में वृद्धि
1. नकद प्रवाह में कमी
2. वित्तीय संस्थाओं में फीताशाही
3. सार्वजनिक व्यय में कटौती
4. अति जनसंख्या व रोजगार के लिए प्रतियोगिता
5. तेजी से बदलती तकनीक

तिक मूल्य/सामाजिक बदलाव

1. पीढ़ी अंतराल
2. नैतिकता का अभाव
3. वर्ग भेद
4. खुलापन
5. मानवाधिकार हनन
6. हिंसा
7. फिल्में, टी.वी., किताबें (गलत संदेश देने वाले)
8. सामाजिक अकेलापन
9. आवास न मिलना

10. पड़ोसियों से कटुता
11. माता-पिता व अध्यापकों के प्रति बदलते विचार
12. गलत व्यापार अथवा अभ्यास
13. मित्र व रिश्तेदार (जिन पर निर्भर न रह सकें)
14. सामाजिक बहिष्कार
15. गरीबी, बुढ़ापे या बीमारी का दुख

बाहरी कारकों का क्या करें?

हम हमेशा इन बाहरी कारकों से घिरे रहते हैं तथा हमें पूरा दिन इन दो-चार होना पड़ता है। हमें इनसे पार पाना सीखना होगा। इन सबका समाध एक ही तरीके से नहीं होगा। यह क्रिकेट मैच की तरह है, जहाँ बल्लेबाज व अलग-अलग तरह की गेंद खेलनी होती है। आइए, इसकी संभावनाओं प विचार करें।

1. **पहचान :-** हमें इन बाहरी कारकों को पहचानना होगा, पहचानते तनाव का उत्पादन घट जाएगा। कह सकते हैं कि आप दिल्ली में रहते हैं, ज बहुत ट्रैफिक होता है। आप स्वयं को समझा देते हैं कि यह एक महत्त्वपूर्ण जग है, यहाँ बहुत लोग रहते हैं; जो कारों में सफर करते हैं इसलिए ट्रैफिक ज्यादा होगा। विवेकी मस्तिष्क को झट से यह समझ आ जाएगा और ट्रैफि जाम से पैदा तनाव घट जाएगा।

2. **बदलाव लाएँ :-** कुछ बाहरी कारकों में बदलाव ला सकते हैं। अ पता लगा सकते हैं कि सुबह के समय काफी काम होता है इसलिए अ ऑफिस में देर से पहुँचते हैं। थोड़ा जल्दी उठें, तनाव अपने-आप खत्म जाएगा। सुबह अखबार न पढ़कर, शाम को पढ़ लें।

3. **नजरंदाज करें :-** कई बाहरी कारकों को नजरंदाज भी कर सकते यदि शराब पीने से, पत्नी से झगड़ा होता है तो शराब छोड़ दें। कोई पड़ोसी दु है तो उसे नजरंदाज करें। तनाव पैदा नहीं होगा।

4. **स्वीकार करें :-** कुछ बाहरी कारक न तो बदले जा सकते हैं और ही स्वीकार किए जा सकते हैं। इन्हें स्वीकार लें। चाहे वह बुढ़ापा हो, साथी बर्ताव हो, प्रधानमंत्री हो या फिर बरसात का मौसम। ऐसे तनावों की सूची बना जिन्हें स्वीकारने में ही भलाई होती है।

5. **शामिल न हों :-** कई बातें ऐसी हैं, जहाँ आप शामिल न हों तो आप पर असर नहीं डालतीं। उन्हें घटने दें। हर मामले में टाँग न अड़ाएँ। च

कसी रिश्तेदार के विवाह में आपकी नापसंदगी हो या किसी राजनेता की कोई ाजायज हरकत। आप तनाव न पालें। थोड़ा अलग हट जाएँ।

6. **लड़ाई :-** कई हालात ऐसे आते हैं, जहाँ आपको लड़ना पड़ सकता । यदि सचमुच कोई ऐसी बात हो; जैसे जमीन-जायदाद से उपजा तनाव, तो ापको लड़ना ही पड़ेगा।

. मानसिकता व इस पर काबू पाना

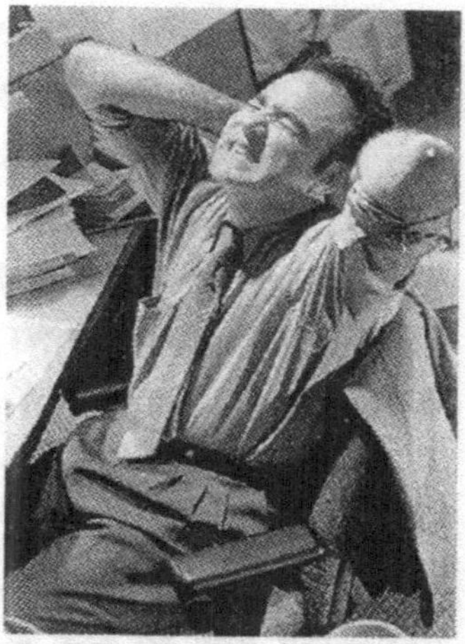

ानसिकता को समझना

आप जो चाहते हैं, वही भीतरी कारक या ापकी मानसिकता है। हम जन्म लेते हैं तो माागी तौर पर खाली होते हैं। उसमें अच्छे-बुरे संद-नापसंद या प्राथमिकता की कोई भावना हीं होती लेकिन ज्यों-ज्यों हम मस्तिष्क को थ्य व जानकारी देने लगते हैं तो वह सीखने गता है। वह अपने आसपास के माहौल से खता, सुनता व सीखता है। आप कोई खास ाषा सीखते हैं - उसे चाहने लगते हैं। बंगाली या तमिल; जो भी भाषा सीखते हैं; वही अच्छी लगने लगती है। किसी भोजन ो पहली बार खाते ही अच्छा लगे तो वह मनपसंद हो जाता है। उसके न मिलने तनाव होता है जैसे आपने मछली चखी, अच्छी लगी। अगली बार आप उसे पाने पर तनावग्रस्त होंगे लेकिन जिसने मछली चखी ही नहीं, उसके मन में सके लिए चाह पैदा नहीं होगी। यही 'मानसिकता' कहलाती है। यही आपके तरी कारक हैं।

हमारी यह मानसिकता वर्षों में विकसित होती है। ये किसी व्यक्ति या जन की पसंद-नापसंद हो सकती है। यह आपकी पोशाक, भाषा, शिक्षा, ार्य, धन, संबंधों या नैतिकता से जुड़ी हो सकती है। प्रत्येक के मस्तिष्क में ज़ारों पसंद-नापसंद होती हैं।

बाहरी कारक का मानसिकता से मेल न होने पर ही तनाव पैदा होता है। हरी कारकों के समाधान के बाद हम मानसिकता पर चर्चा करेंगे। आइए अपने वेकी मस्तिष्क का विश्लेषण करें।

मानसिकता को संभालना: मानसिकता में बदलाव के लिए तीन खास तों को जानें।

1) समय के साथ बदलाव, 2) अनेकांत, 3) लेन-देन पर आधारि समाज।

इन तीनों को सराहने से आपका मस्तिष्क काफी हद तक संभल जाएग

समय के साथ बदलाव: छोटी उम्र से ही हमारी मानसिकता तय होती थ लेकिन अब काफी हद तक बदलाव आ गया है। फैशन, समाज, शिक्षा, आपक स्तर तथा पारिवारिक संरचना में भी बदलाव आया है। आपको भी बदलना होग उच्चरक्तचाप के रोगी हैं तो शायद थोड़े मनपसंद भोजन को भी छोड़ना प सकता है। किसी ने आपको धोखा दिया - अब आप उस पर भरोसा नहीं क सकते। वह एक दोस्त था - अब आपको सोच में बदलाव लाना होगा। को गुजर गया है तो मस्तिष्क को समझने दें कि सब कुछ पहले जैसा नहीं रह मस्तिष्क को बदलते समय व माहौल के साथ बदलें। हम सबको ये बदला करने पड़ते हैं। आपको भी ऐसा ही करना होगा।

अनेकांत का सिद्धांत :- यह सिद्धांत पाली भाषा में लिखित प्राचीन अग ग्रंथों से प्राप्त हुआ है। किंतु निजी जीवन में इसका प्रयोग पूर्णतया तार्किक 'अनेक' का अर्थ 'कई'। 'अनेकांत' का अर्थ है कि प्रत्येक की विभि मानसिकता होती है। एक ही वस्तु के लिए विभिन्न व्यक्तियों की विभिन्न सो हो सकती है। यह मानसिकता उनके वातावरण की उपज होती है। चीनी व्यि को चीनी भाषा पसंद आती है और आपको हिंदी। पति-पत्नी के भोजन व पसंद अलग-अलग हो सकती है। अनेकांत को जितना समझेंगे, अंतः वैयक्ति संबंध उतने ही मजबूत होंगे। आप अपने मित्रों, संबंधियों, सहकर्मियों, बॉ बच्चों, पति/पत्नी व अज्ञात व्यक्तियों के व्यवहार को भी सराह पाएंगे। दूसरों व्यवहार में आपके भीतर पैदा होने वाला तनाव अचानक घट जाएगा।

समाज लेन-देन पर आधारित है :- यह एक अन्य सिद्धांत है जो आप तनाव उत्पादन में बदलाव ला सकता है। मान लें कि दो व्यक्तियों व अलग-अलग मानसिकता है और उन्हें साथ-साथ ही रहना है। यदि उन्हें एक-दूसरे के साथ समझौता न किया तो कोई भी जीवित नहीं रहेगा वरना एक-दूसरे से लड़ते ही रहेंगे। बेहतर होगा कि ये समझौता दोनों पक्षों की अ से हो। इसी तरह हमारे समाज में सभी एक साथ रहते हैं। यदि वे लेन-देन इस सिद्धांत को अपना लें तो वे आपस में बेहतर सामंजस्य बना पाएंगे त तनाव भी उत्पन्न नहीं होगा।

७. जीवन के बोझ/दबाव

पिछले पचास वर्षों में हमारे जीवन में तनाव काफी बढ़ा है। जीवनशैली में नाव बढ़ने के साथ-साथ ब्लड प्रेशर जैसे रोग भी बढ़े हैं। आप जितना तनाव ं होंगे, ब्लडप्रेशर उतना ही बढ़ेगा। एक दिन मैं एक दार्शनिक से मिला और ढ़ते तनाव के कारण पूछे तो उसने मुझे पाँच अतिभार बताए। वे हैं-काम का ोझ, समय की कमी, जानकारी का बोझ, जरूरतों का बोझ व बीमारी का बोझ। ाइए, इन पर बारी-बारी से विचार करें।

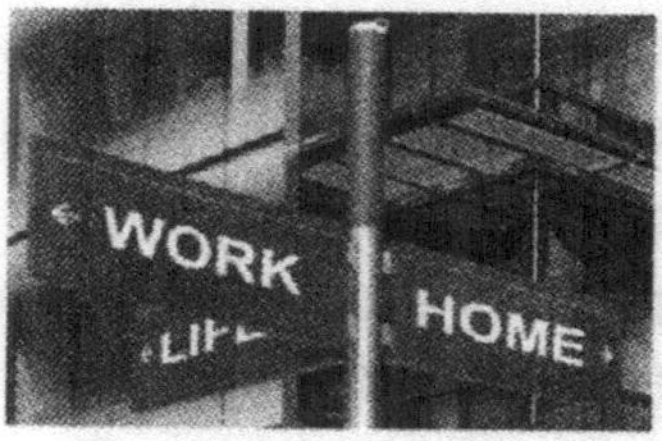

काम का बोझ :- हमें अपने जीवन में हले की तुलना में काफी अधिक काम करना ड़ता है। परिवार एकल होने की वजह से काम ा बोझ भी बढ़ा है। सरकारी व निजी दफ्तर ापसे अधिक काम चाहते हैं। आप भी अधिक मानें के लिए अधिक मेहनत करते हैं। लोग दिन में 10 से 16 घंटे तक काम रते हैं। सुबह 5 बजे से रात 11 बजे तक काम ही काम चलता है। कई बार नींद के घंटे भी घटाने पड़ते हैं, जिससे तनाव बढ़ता है।

समय का दबाव :- किसी खास मीटिंग में जाना है और आप ट्रैफिक में फंसे हैं। आपको गाड़ी या जहाज पकड़ना है लेकिन देर हो रही है। ब्लडप्रेशर तो बढ़ेगा ही। जो भी व्यक्ति जीने के लिए या श्रेष्ठता प्रदर्शन के लिए अधिक कार्य कर रहा है, उसके साथ यही हो रहा है। काम बढ़ा है लेकिन समय तो सबके पास उतना ही है। आपको इसी समय में गुजारा करना है।

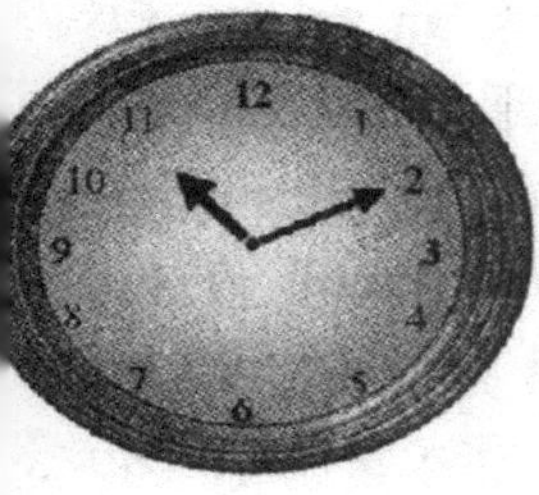

यात्रा का समय बढ़ा है, आपको ट्रैफिक में मय लगाना पड़ता है और भी कई जगहों पर समय नष्ट होता है। आप जिंदगी ी उस दौड़ में शामिल हैं, जहाँ आप पीछे नहीं हट सकते।

जानकारी का बोझ :- यदि आप उपलब्ध न व जानकारी को देखें तो हमारा दिमाग काफी टा है। पुस्तकें ज्ञान से भरपूर हैं। टी.वी., पत्रिकाएँ, माचार-पत्र व इंटरनेट आदि जानकारी से भरपूर सफलता इसी बात पर निर्भर करती है कि ाप कितनी जानकारी ले सकते हैं। यह सूचना

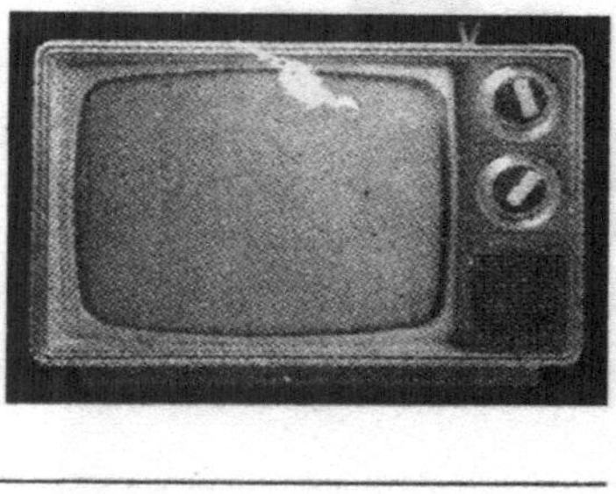

व तकनीक का आधुनिक युग है। जानकारी व ज्ञान ही धन है। सूचना का विस्फोट हुआ है। अध्यापकों, डॉक्टरों, वकीलों, वैज्ञानिकों व व्यवसायियों को अधिक से अधिक जानने की आवश्यकता है इसलिए दिमाग पर काफी बोझ है।

चाहतों व जरूरतों का दबाव :- यह अधिक पाने की इच्छा से उत्पन्न होता है। यही प्राय: तनाव और हाई ब्लडप्रेशर का प्रमुख कारण होता है। परिवार के दूसरे सदस्यों की ओर से भी अधिक पाने का दबाव बना रहता है। अब जिंदगी चलाने के लिए अनेक वस्तुएँ चाहिए। मस्तिष्क इतनी संभावनाएँ देखता है कि उन्हें खरीदने की इच्छा बलवती होती जाती है। हर जगह ऐसी वस्तुओं के विज्ञापन दिखते हैं, जिन्हें आसानी से खरीद सकते हैं। युवा पीढ़ी के साथ-साथ वयस्क भी इसी आंधी में बह रहे हैं। हमें अधिक कपड़े, जूते, घड़ियाँ, उपकरण, टी.वी., गहने व सुविधाएँ चाहिए। उन्हें न पाने से तनाव बढ़ता है। इन जरूरतों को पूरा करने के लिए अधिक काम करना पड़ता है तथा समय का अभाव भी हो जाता है। कई लोग तो नाजायज तरीकों से पैसा कमाने लगते हैं। इन सभी से तनाव बढ़ता है। हमें जिंदगी को आसान बनाना सीखना चाहिए, अपनी इच्छाओं पर नियंत्रण पाना चाहिए। हमें 'जरूरत है' या 'पाकर अच्छा लगेगा' (नीड टू हैव), (नाइस टू हैव) के अंतर से जानना है। तभी तो हम पैसे वाले लोग सम्पन्न व्यक्तियों की तुलना में अधिक प्रसन्न होते हैं।

बीमारी का बोझ :- हमारा शरीर ऐसा बना है कि यह सौ वर्ष तक निरोगी रह सकता है पर जब हम इसे आदर्श आहार, पर्यावरण, साज-संभाल तथा व्यायाम नहीं देते तो यह रोगी होने लगता है। हमारे तकरीबन सभी रोग, जीवनशैली की ही देन हैं। हमारी हेल्थ ही वेल्थ है यदि सेहत खराब हो तो जिंदगी ही भार हो जाती है। जीवन का आनंद नहीं आता। हमें परहेज रखते हुए सेहत को बचाना है। सेहत से जुड़ी जानकारी पाएँ व समय-समय पर सारी जाँच करवाएँ। स्वास्थ्य से जुड़ी समस्या भी हमारे तनाव का प्रमुख कारण बन जाती है।

8. जीवन के तनाव क्षेत्रों का संतुलन:-

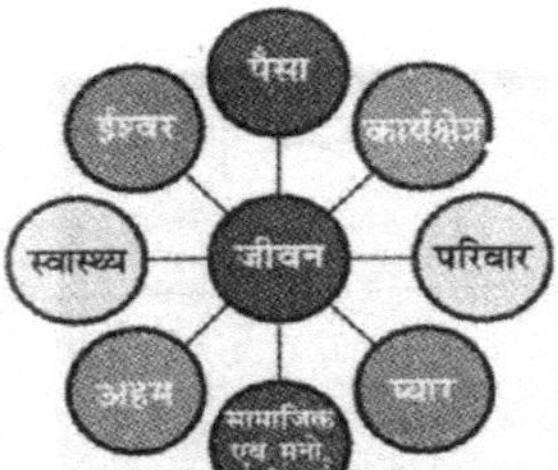

हमारा जीवन बहुआयामी है। कुछ प्रमुख क्षेत्र कई प्रकार से तनाव पैदा करते हैं। ये जीवन के क्षेत्र हैं। इन क्षेत्रों में आने वाली कोई भी कठिनाई तनाव की वजह बनती है। यह मस्तिष्क को प्रभावित करती है जिससे 'एड्रेनालिन' का स्राव होता है। आइए, इन क्षेत्रों पर ध्यान दें।

धन का क्षेत्र :- यदि जीवन की वास्तविकता की बात करें तो धन ही तनाव का प्रमुख कारक है। र काम के लिए धन चाहिए। सुबह बिस्तर से ठते ही बत्ती जलाते हैं, उसका भुगतान करना ड़ता है, दाँत माँजना चाहते हैं - ब्रुश व टूथपेस्ट ख़रीदने को पैसे चाहिए। नहाना चाहते हैं तो नहाने क लिए पानी, साबुन व शैंपू चाहिए। उन्हें भी ख़रीदना पड़ता है। नाश्ता करना है, कपड़े पहनने हैं, काम के सिलसिले में बाहर जाना है - हर जगह से चाहिए। धन की कमी होगी तो तनाव बढ़ेगा। आपको स्वयं को तनावमुक्त खना है तो धन कमाना होगा। हर व्यक्ति धन कमाता है या धन का स्रोत रखता , उसके बावजूद पैसे के लिए तनाव क्यों होता है? उत्तर है - पैसे की कमी। दि खर्चा अधिक व आमदनी कम होगी तो तनाव होगा ही। हमें या तो खर्च टाने चाहिए या आय बढ़ानी चाहिए। अपनी इच्छाओं पर रोक लगाना भी जरूरी । आपको पैसे के मामले में आत्मनिर्भर बनना होगा। तभी हम क्षेत्र के तनाव बच पाएंगे।

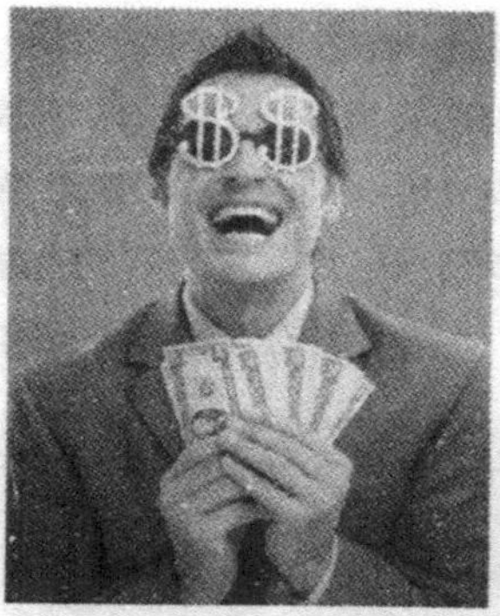

कार्यक्षेत्र :- खाने-पीने व सोने के अलावा म कोई न कोई व्यवसाय भी करते हैं। हम कोई अध्यापक, वकील, अधिकारी या गृहिणी कोई भी हो सकते हैं। सवाल ये है कि किस व्यवसाय में तनाव कम होता है। लोग अक्सर अपने पेशे को तनाव का दोषी मानते हैं। ये सच हीं है, पेशे से तनाव तभी पैदा होता है जब आप उसे पसंद नहीं करते। यदि शे से प्यार है तो इसको मान लें - इससे आराम मिलेगा। संतुष्ट व प्रसन्न रहेंगे। दि अपना पेशा पसंद नहीं तो उसे बदलने का प्रयास करें।

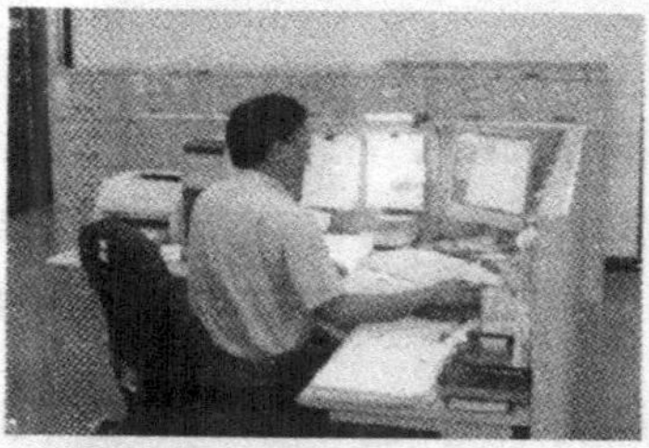

परिवार क्षेत्र :- कई लोग पैसे तथा व्यवसाय के मामले में संतुष्ट होते हैं किन पारिवारिक समस्याएँ चैन नहीं लेने देतीं। दि परिवार के सदस्यों से अच्छे संबंध न हों तो तनाव की वजह बनते हैं। एक-दूसरे से की गई म्मीदें पूरी नहीं होतीं तो तनाव बढ़ता है। पको सदस्यों की रुचियों में स्वयं को शामिल रना चाहिए व उन्हें भी उनके मनपसंद कार्य रने के लिए प्रोत्साहित करना चाहिए। यदि

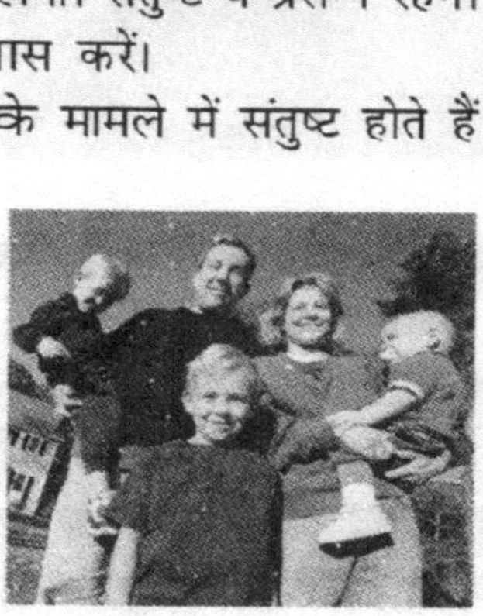

पति-पत्नी एक-दूसरे की पसंद पहचानें व उसे प्रोत्साहित करें तो घर स्वर्ग बन सकता है। यदि बाकी सदस्य भी ऐसा ही करने लगें तो परिवार एक आदर्श बन जाएगा। परिवार में चाहे किसी को सेहत की तरफ से परेशानी हो या पेशे की ओर से, पूरे मन से उसकी सेवा करें, उसका साथ दें।

स्नेह व प्रेम का क्षेत्र :- आसपास के लोगों से मिला स्नेह व भावनात्मक सहारा ही हमें प्रसन्नता देता है तथा असुरक्षा की भावना मिटाता है। इस भौतिकवादी युग में लोग इतने स्वार्थी व केंद्रित होते जा रहे हैं कि वे केवल अपनी परेशानियों पर ध्यान देते हैं। दूसरों की मुश्किलों को वे कोई अहमियत नहीं देते। हमारे पास दूसरों के लिए कोई समय नहीं है। अकेला व्यक्ति, भावनात्मक रूप से भी अकेला पड़ जाता है। पश्चिमी जगत पहले से ही इस कमी को महसूस कर रहा है। भारत में भी यही होने लगा है। आपको यह कमी पूरी करनी है तो आसपास के लोगों से कोई उम्मीद किए बिना उनकी मदद करें। 'दें और भूल जाएँ'। वापसी में कुछ भी पाने की उम्मीद न करें। यदि आपकी कोई मदद करे तो उसकी मदद अवश्य करें। आप जितना स्नेह बांटेंगे वह दुगना होकर आपके पास लौटेगा और सारा तनाव गायब हो जाएगा।

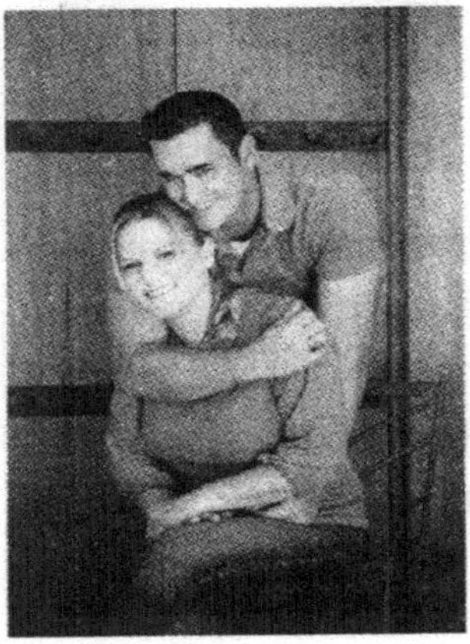

सामाजिक तथा मनोरंजन क्षेत्र :- हमारा एक सामाजिक जीवन होना चाहिए ताकि हम दोस्तों के साथ मिलकर जिंदगी का मजा ले सकें। ऐसे संबंधी हों, जिनसे हम कार्यक्रमों में मिलें। यदि ऐसा होता है तो जीवन की नीरसता दूर हो जाती है। सामाजिक जीवन का मूलमंत्र है कि दूसरों की मदद करो लेकिन स्वयं कुछ माँगने से दूर रहो। इससे सामाजिक जीवन और भी बेहतर हो जाएगा। दोस्तों के साथ मिलकर घूमने जाएँ, पिकनिक मनाएँ व खुशियाँ बाँटें।

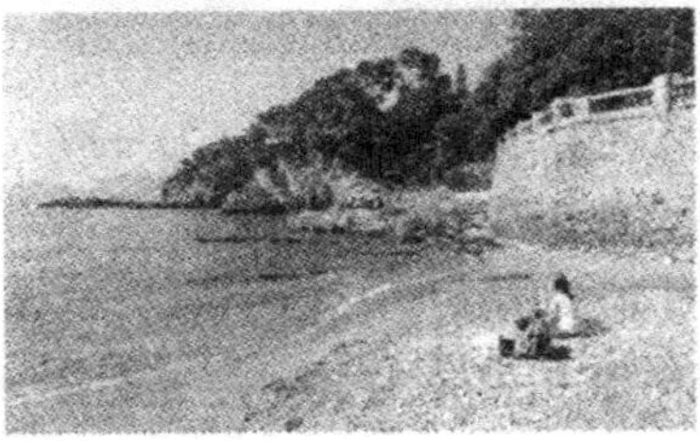

अहम् तथा ईर्ष्या क्षेत्र :- ये दो अक्सर हमारे प्रसन्न जीवन में बाधा देते हैं तथा तनाव का स्रोत बनते हैं। अहम् की प्रवृत्ति सदा अच्छा होने का दिखावा करती है तथा बदले में दूसरों की तारीफ चाहती है। कुछ लोग इसकी अति कर देते हैं। वे अपने को ऊँचा उठाने के लिए दूसरों के दोष गिनाने लगते हैं। सभी लोग ऐसे व्यक्ति से तनाव महसूस करने लगते हैं। यदि एक ही समूह के कुछ और सदस्य

भी यही भावना हो तो मुश्किल और
ढ़ जाती है। आपको विपक्ष को भी
ाहना सीखना होगा तभी आपकी यह
री आदत छूटेगी। आपको अपनी
मियाँ व दूसरों की अच्छाइयाँ खोजने
आदत डालनी होगी। इसी तरह
ावमुक्त जीवन जी पाएँगे।

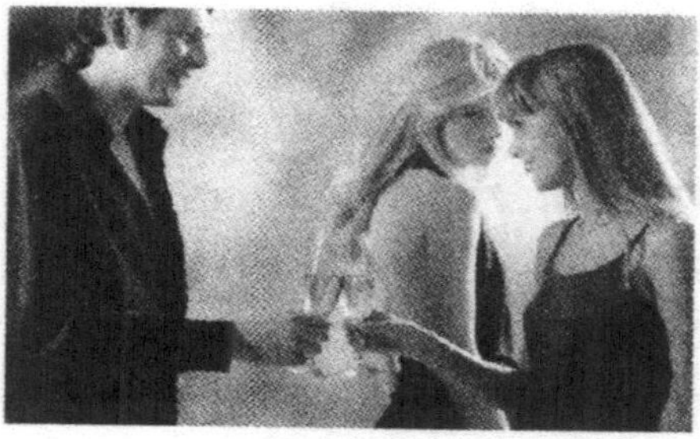

किसी दूसरे की सफलता से जलना ईर्ष्या कहलाता है। किसी ने अच्छा काम या और आप जलन से कहते हैं "इसमें क्या बड़ी बात है।" इस दुनिया रूपी गर में आप एक बूंद के समान हैं। दुनिया में जाने कितने लोग आपसे बेहतर बुरे हो सकते हैं। दूसरों की सफलता से आनंदित होना सीखें। उनकी प्रेरणा खुद भी आगे बढ़ें व प्रसन्न रहें।

स्वास्थ्य :- बीमारी भी तनाव की एक ाह बनती है। जब तक सेहत बिगड़ नहीं ती, हमें यह बात समझ नहीं आती। यदि वन के सारे सुख होने के बावजूद सेहत न तो बाकी सब बेकार है इसलिए अपनी त का ध्यान रखें। सही समय पर डॉक्टरी व कराएँ। पौष्टिक भोजन लें तथा व्यायाम, । व ध्यान आदि की मदद लें।

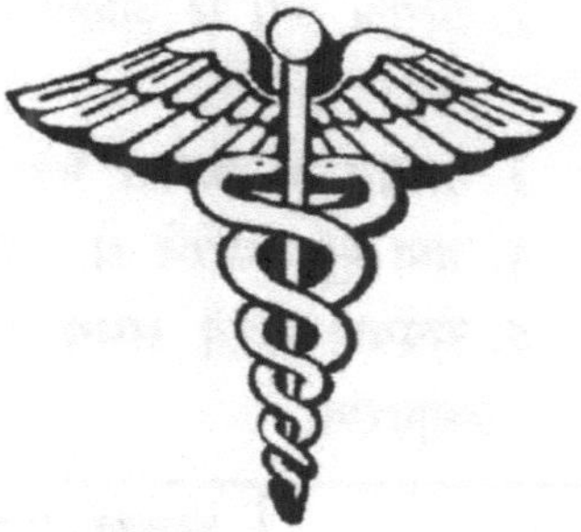

आध्यात्मिक क्षेत्र :- यह भगवान क्षेत्र है। जीवन के सारे सुख पाने के भी भगवान की शरण नहीं लो तो की शांति नहीं मिलेगी। यहाँ तक कि क्तशाली व्यक्ति को भी एहसास होता कि सच्चा आनंद प्रभु भक्ति में ही है। भी गुरु, भगवान या कोई भी विश्वास को भाए, उसे अपनाएं। मन तनावरहित जाएगा। यदि आपने आध्यात्म क्षेत्र को कसित किया तो छोटे-मोटे तनाव तो छू नहीं पाएंगे।

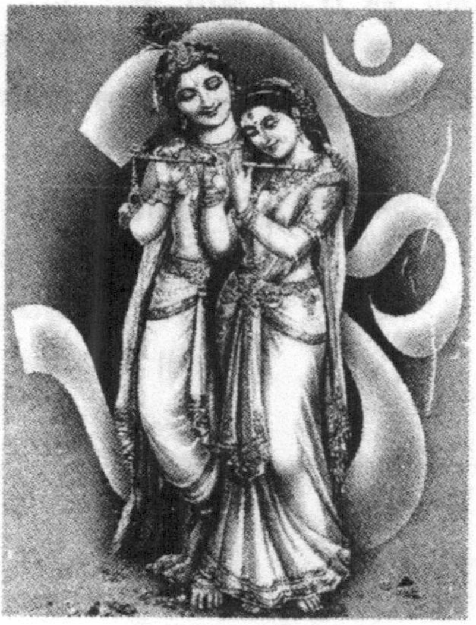

10. संप्रेषण कौशल

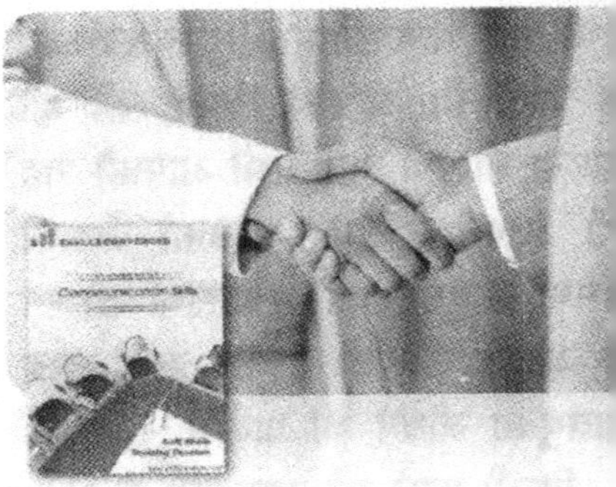

किसी अधिकारी, अध्यापक, व्यवसायी, परिवार में पति/पत्नी आदि को तनाव से बचना है तो बातचीत या 'संप्रेषण की कला' बहुत मायने रखती है। हमारे आधे से अधिक सामाजिक तनाव तो इसी बुरे संप्रेषण कौशल की उपज हैं।

इस पहलू से जुड़े कुछ टिप्स निम्नलिखित हैं:

1. जब कोई दूसरा बोले तो उसकी बात सुनें। हर कोई सुना जाना पसंद कर है।
2. प्रत्यक्ष रूप से आलोचना या अपमान न करें। केवल अपनी भावनाएँ प्रक करें।
3. आराम से केवल पते की बात कहें।
4. बात शुरू करने से पहले अमौखिक संप्रेषण की जानकारी का प्रयोग क
5. संप्रेषण करते समय स्वर धीमा रखें।

उदाहरण:

	अच्छा संप्रेषण	बुरा संप्रेषण
पिता पुत्र से :	अगर तुमने मेरे हिसाब से काम किया होता तो ये सफलता-पूर्वक हो जाता।	तुम काम करना नहीं जानते। तुम कोई काम नहीं कर सकते। मुझे पता था कि तुम फेल होओगे। तु किसी काम के नहीं हो।
पति पत्नी से :	ये गुलाबी साड़ी ज्यादा अच्छी लगेगी। तुम नीली साड़ी बलदकर गुलाबी क्यों नहीं पहन लेतीं।	तुम्हें कपड़े पहनने की तमीज नहीं है। ये नीला रंग कितना भद्दा लग रहा है। तुम कब सुधरोगी?

नाव का प्रबंधन व उसे बाहर निकालना

एक बार तनाव पैदा हो जाए तो जितनी जल्दी इसका प्रबंधन करके बाहर काल दें, उतना ही बेहतर होगा। हालांकि हम पूरी तरह से इसके उत्पादन पर क तो नहीं लगा सकते लेकिन इसके प्रबंधन में निम्नलिखित उपाय प्रभावी हो कते हैं–

नाव प्रबंधनः

) जब आप क्रोध में हों

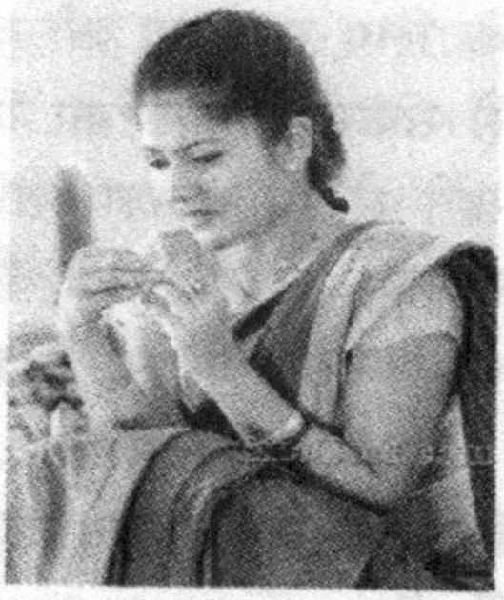

1. हड़बड़ी में कोई काम न करें। गुस्सा शांत होने दें।
2. आलोचना के सकारात्मक पक्ष के बारे में सोचें।
3. गुस्से का रचनात्मक प्रयोग करें - कोई ऐसा काम करें, जहाँ सिर्फ आपकी जरूरत हो; जैसे कोई बचा काम निपटाना।
4. किसी निकट मित्र या साथी से बात करें।
5. माफ करने की कला सीखें।

) जब गुस्सा शांत हो पर तनाव पीछा न छोड़ेः

1. समस्या की जड़ तक जाने की कोशिश करें। कोई भी अच्छा समाधान तलाशें।
2. अमौखिक संप्रेषण का प्रशिक्षण पाएँ, उससे भी काफी अंतर पड़ेगा।
3. अपनी गलती पता लग जाए तो अपने आप को बदलें।
4. अपने वचनों को निभाएँ।
5. सामाजिक बातचीत में दृढ़ रहें - इसकी वजह से तकलीफ न पाएँ।
6. अपने आलोचक को समझें।
7. आलोचक को उचित प्रतिक्रिया दें।
8. कोई समझौता कर लें।

) नैतिक मूल्य विकसित करना (अणुव्रत): आधुनिक युग में नैतिक मूल्यों ह्रास ही सामाजिक, सांस्कृतिक तथा व्यवहारगत पतन का प्रमुख कारण है। कोई जानने के बावजूद इसकी चिंता नहीं करता। एक अच्छा व्यक्तित्व पाने लिए हमें अणुव्रत के नियमों का पालन करना चाहिए, जो निम्नलिखित में श्वास रखते हैं–

1. दूसरों का अस्तित्व
2. मानवजाति की एकता

3. सांप्रदायिक सामंजस्य
4. अहिंसा
5. अधिग्रहण व खपत की सीमा
6. व्यवहार में अखंडता
7. साधनों की शुद्धता
8. निर्भयता तथा सच्चाई

द) **संकल्प शक्ति का विकास** :- यह किसी भी सफल एक्जीक्यूटिव के लिए सफलता की कुंजी होती है। प्रेक्षा या कायोत्सर्ग के दौरान आत्मपरीक्षण से संकल्प शक्ति का विकास हो सकता है। ईमानदारी व नैतिक मूल्यों पर डटे रहने से भी संकल्प शक्ति में वृद्धि होती है। प्रत्येक व्यक्ति के पास असीमित संकल्प शक्ति होती है पर यह कभी पूरी तरह से प्रयोग में नहीं आती ध्यान-मनन से इस प्रक्रिया में सहायता मिल सकती है।

इ) **ध्यान-मनन** :- किसी गहरी सोच से साइको-न्यूरो एंडोक्राइन तथा फिजियो-न्यूरो इम्यून तंत्र प्रभावित होता है, जिससे मन तथा शरीर में बदलाव आते हैं। सिर दर्द दूर हो सकता है। दुश्मनी दोस्ती में बदल सकती है। इस प्रक्रिया में दीर्घकालीन रोगों से छुटकारा पाने की क्षमता है। ध्यान की अनेक विधियाँ प्रचलित हैं। उचित अभ्यास व प्रशिक्षण से ध्यान क्षमता में वृद्धि होती है।

ई) **लिखने का अभ्यास** :- कुछ समस्याएँ लिखने से भी काफी हद तक हल हो जाती हैं। लिखने की कोशिश करें कि आप दिन में कितनी बा तनावग्रस्त होते हैं। अब पुस्तक में दिए गए व्यावहारिक उपायों की मदद से उस तनाव को हल करने का प्रयास करें। संप्रेषण कौशल व भीतरी कारकों पर ध्यान देने से कई समस्याएं सुलझ सकती हैं। कुछ और तरीके भी आजमा सकते हैं

तनाव निकालना

इसके लिए निम्नलिखित टिप्स प्रभावी हो सकते हैं:

1. मंदिर, चर्च या मस्जिद जाएँ। भगवान से प्रार्थना करें व सब उस प छोड़ दें।
2. अपना तनाव किसी से बाँट लें। वह पल में छूमंतर होगा।
3. करीब आधे घंटे तक पानी का गिलास घूंट-घूंट भरकर के पीएँ।
4. अपना कोई मनपसंद काम करें।
5. बातचीत का कोई रोचक विषय चुनें।
6. योग, ध्यान व कायोत्सर्ग भी तनाव भगाने में सहायक हैं।

11. तनाव प्रबंधन के लिए योग

तनाव प्रबंधन के लिए निम्नलिखित तकनीकें फायदेमंद हो सकती हैं:

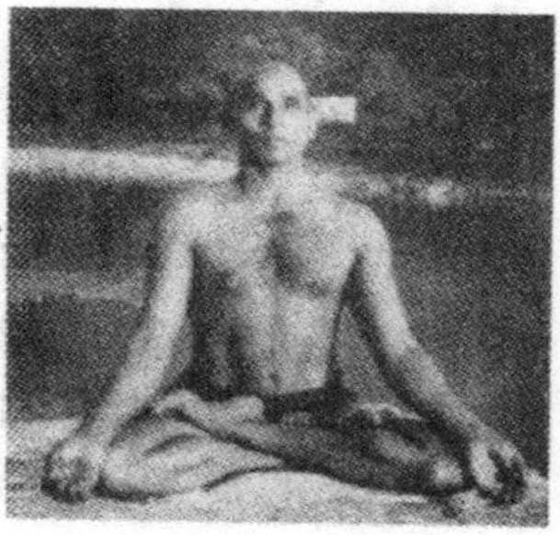

1. **एच.आर.ई.** (Health Rejuvenating :xercise): ये व्यायाम आपके शरीर के बेहतर iचालन को बनाए रखने के लिए हैं। ये शरीर को ियार करते हैं। आपको हर रोज 10 मिनट तक ये यायाम करने चाहिए। योग पर आधारित ये व्यायाम नाव भगाने में सहायक हैं।

2. **आसन या यौगिक मुद्राएँ:** ये मांसपेशियों के खिंचाव व शिथिलता के लिए होते हैं। हम मापको केवल 6 आसन बताएँगे जो 10 मिनट में हो सकते हैं।

3. **प्राणायाम:** नाक से बारी-बारी से गहरी सांस लेना (नाड़ी शोधन या मनुलोम-विलोम प्राणायाम) भी तनाव भगाने में सहायक हैं।

4. **कायोत्सर्ग:** ये तन-मन को शांत करने के लिए अच्छा अभ्यास है। नावग्रस्त होते ही इसे कहीं भी 5 मिनट तक करें। इसे लंबे समय के लिए भी र सकते हैं।

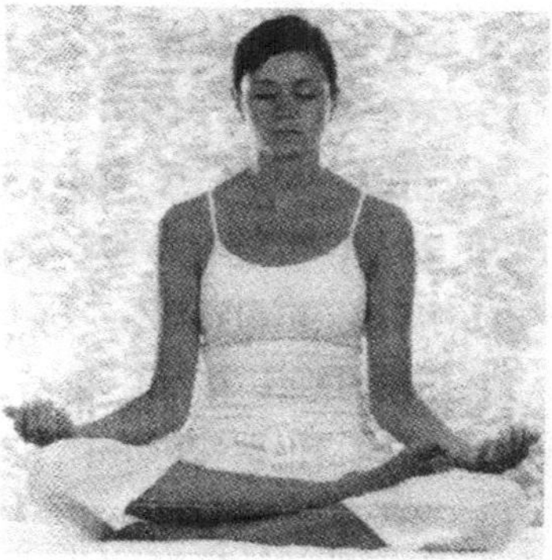

5. **प्रेक्षा ध्यान:** प्रेक्षा का अर्थ 'गहराई से खना'। ध्यान का यह तरीका अपने-आप में ाफी कारगर है। इससे भावनात्मक मस्तिष्क ो काफी हद तक साध सकते हैं। इस मस्तिष्क ो नियंत्रित किए बिना तनाव धटना मुश्किल । इसे बाद में विस्तार से बताया गया है।

6. **ध्यान-मनन** :- इसमें आपको अपनी ोच को सकारात्मक बनाना है। मनन से अनेक मस्याएँ आसानी से हल हो जाती हैं।

मय प्रबंधन

हमारे पास एक दिन में 24 घंटे होते हैं। किसी बड़े धनी व उद्योगपति से कर भिखारी तक के पास यही समय है। सभी इसी समय सीमा में रहकर पने कार्य सम्पन्न करते हैं। आप अपने कर्त्तव्य तथा दायित्व कितने बेहतर ीके से निभा पाते हैं, यह समय प्रबंधन पर निर्भर करता है। आपको योजना

अवश्य बनानी चाहिए। दीर्घकालीन योजना बनाने के बाद उसे छोटे हिस्सों में बाँट लें।

6 से 7 घंटे की भरपूर नींद लें। सप्ताह में एक दिन परिवार के लिए कुछ घंटे निकालें। उनके साथ अवकाश का समय बिताने की कोशिश करें। रोजमर्रा के काम निबटाने के बाद बाकी समय आपके काम के लिए ही तो है।

अपनी प्राथमिकताएँ तय करने के बाद समय का विभाजन करें। यदि दिए गए समय में सारा काम पूरा होता न दिखे तो 'न' कह दें या उसे किसी के साथ बाँटें। अपने टाइम टेबल के हिसाब से काम करें व छुट्टी वाले दिन सुस्ताएँ। यदि विश्लेषण करें तो पता चलेगा कि इसमें से अधिकतर काम करने की बजाय उसकी चिंता में अधिक समय लगाते हैं।

समय प्रबंधन

समय व्यर्थ गंवाने वालों की सूची:

1. टेलीफोन करना
2. मीटिंग्स
3. मिलने-जुलने वाले
4. सामाजिकता
5. जानकारी का अभाव
6. कागजी कार्रवाई
7. संप्रेषण का अभाव
8. नीति, पद्धति व संयोजन का अभाव
9. सक्षम कार्यकर्ता का अभाव
10. लाल फीताशाही
11. टालमटोल करना
12. कार्य में असफलता
13. अस्पष्ट उद्देश्य
14. प्राथमिकताएँ तय करने में असफल
15. संकट प्रबंधन
16. टाइमटेबल न बनाना
17. आत्मानुशासन का अभाव
18. एक ही बार में काफी काम करने की कोशिश
19. संबद्ध कौशलों का अभाव

अध्याय – 6

उच्चरक्तचाप के रोगियों के लिए योग

रिचय

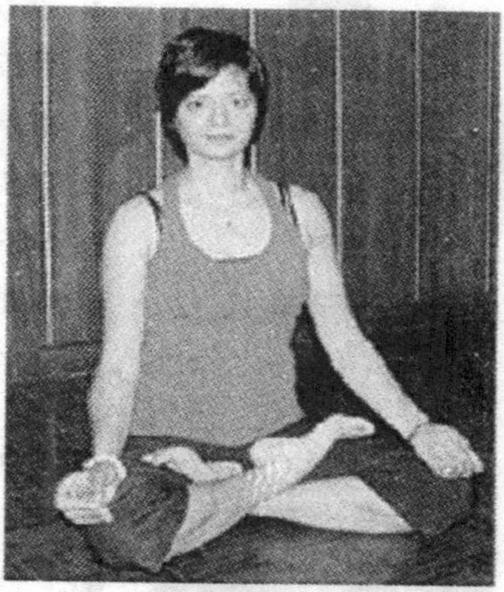

पिछले कुछ दशकों से उच्चरक्तचाप व ोरोनरी हृदय रोगों की चिकित्सा के लिए ोग का सफलतापूर्वक प्रयोग किया जा रहा । हाल ही में हुए अध्ययनों ने स्पष्ट कर या है कि इस चिकित्सा से न केवल क्तचाप घटता है बल्कि सीरम कॉलेस्ट्रोल तर, सीरम ट्राईग्लिसराइड स्तर, सीरम फ्री टी एसिड, ब्लड ग्लूकोज़, वजन व कोरोनरी मनी रोग भी घटते हैं। कोरोनरी हृदय रोगों तो योग दवाओं से भी अधिक फायदेमेंद । इसके कोई दुष्प्रभाव भी नहीं हैं। यौगिक भ्यास से शारीरिक फिटनेस बढ़ने के साथ-साथ व्यक्तिगत क्षमता भी बढ़ती । इस पुस्तक में मैंने प्रेक्षा योग पर आधारित एक निश्चित जीवनशैली सुधार ी अनुशंसा की है।

ोग की परिभाषा

योग एक दार्शनिक सिद्धांत है जो भारत में 500 ई.पू. में विकसित हुआ। यह तिक आदर्शों, ध्यान की तकनीकों व एक विशेष शारीरिक प्रशिक्षण हठयोग पर ाधारित है, जिसमें मुद्रा व श्वास नियंत्रण शामिल है। इससे तन तथा मन समत्व ी अवस्था में आ जाते हैं।

न्य परिभाषाएँ

यह प्राण तथा महाशक्ति का संयोग है।

चित्त के अवरोधों को दूर करना।
समत्व व सामंजस्य की प्राप्ति।
योग कार्य का कौशल है।

पतंजलि का अष्टांग योग

प्राचीनतम विज्ञान योग 500 वर्ष पुराना है। वेद तथा अगम जैसे प्राचीन ग्रं में भी इसका उल्लेख मिलता है। योग जनक कवि पतंजलि ने 'अष्टांग योग' व परिचय दिया, जो कि निम्नलिखित है:

1. यम : अहिंसा, सत्य, आस्था, ब्रह्मचर्य, अपरिग्रह
2. नियम : शौच, संतोष, तापस, स्वाध्याय, त्याग
3. आसन : शारीरिक बंध
4. प्राणायाम : श्वास नियंत्रण
5. प्रत्याहार : इंद्रियों पर नियंत्रण
6. धारणा : एकाग्रता
7. ध्यान : ध्यान, एकाग्रता का प्रवाह
8. समाधि : महाचेतना अवस्था

ध्यान

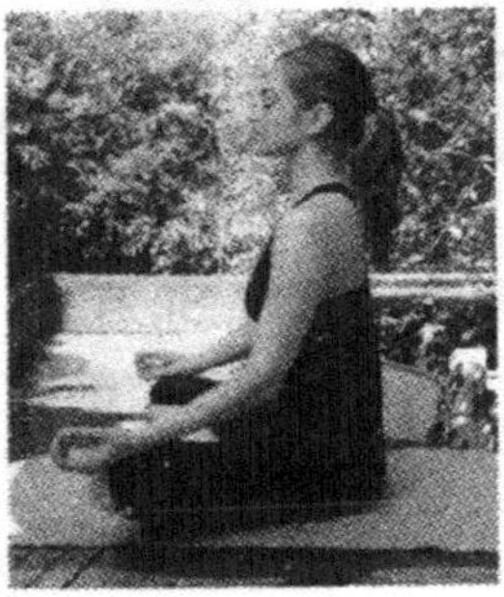

ध्यान योग का सबसे खास अंग है जो उच्चरक्तच घटाने में सहायक है। मस्तिष्क या मन से ही तन पैदा होता है। ध्यान मन व मस्तिष्क को शांत कर दे है। ध्यान से हम भावनात्मक मस्तिष्क को भी स सकते हैं। वैसे हमारा तार्किक मस्तिष्क बाहरी तना को समझ कर समझौता कर लेता है लेकिन क्रो लोभ, दु:ख तथा प्रतिशोध को नियंत्रण करने वा भावनात्मक मस्तिष्क उथल-पुथल मचा देता है।

ध्यान से ही इसे साध सकते हैं। योगी को कभी क्रोध नहीं आता। वैज्ञानि रूप से ध्यान के चार महत्त्वपूर्ण अंग हैं:

अ) शांत वातावरण
ब) आरामदायक मुद्रा
स) उदासीन मनोभाव
द) सार पर केंद्रित होना

ध्यान से मस्तिष्क में अल्फा तरंगें पैदा होती हैं। वे भी भावनात्मक मस्तिष्क को साधती हैं जिससे हम भावनाओं पर बेहतर नियंत्रण रख सकते हैं।

ध्यान करने से पूर्व

यदि ध्यान करना ही चाहते हैं तो आपके आसपास उत्तेजक वातावरण नहीं होना चाहिए। यदि मस्तिष्क शांत होगा तभी बात बनेगी। वहाँ अधिक प्रकाश न हो तथा आप अपने नेत्र मूंद लें। कोशिश करें कि वहाँ कोई शोर न हो। यदि सुबह-सुबह ध्यान करें तो बेहतर होगा क्योंकि उस समय शोर की मात्रा काफी कम होती है। ध्यान कक्ष में भी लोगों से शांति बनाए रखने को कहा जाता है।

ध्यान के दौरान न तो कोई वस्तु छुएँ, न कोई गंध सूंघें और न ही जीभ को कोई स्वाद दें। अपनी ज्ञानेंद्रियों को आराम करने दें। आपको बात नहीं करनी चाहिए तथा शरीर का कोई भी अंग हिलाना-डुलाना नहीं चाहिए। इससे मस्तिष्क शांत हो जाएगा।

यह भी ध्यान दें कि शरीर का कोई भी जोड़ या मांसपेशी मस्तिष्क को दर्द का संदेश न दें। इसके लिए आपको आरामदायक मुद्रा में बैठना होगा। वैसे 'सुखासन मुद्रा' इसके लिए ठीक रहती है। जो लोग फर्श पर नहीं बैठ सकते वे सोफे या कुर्सी पर भी आराम से बैठ सकते हैं। ध्यान के दौरान रीढ़ की हड्डी सीधी होनी चाहिए ताकि शरीर की ओर से मस्तिष्क की प्रक्रिया कम से कम हो।

फिर आपको मस्तिष्क में चल रहे विचारों को रोकना होगा। आपके मस्तिष्क में चल रहे विचार, अतीत की स्मृतियाँ, वर्तमान की समस्याएँ तथा भविष्य की संभावनाएँ हैं। यही दिमाग में लगातार घूमती रहती हैं तथा तनाव उत्पन्न करती हैं। विचारों की इस कड़ी को रोकने का प्रयास करें। ये कठिन तो है पर असंभव नहीं। कोशिश करने पर सफलता अवश्य मिलेगी।

फिर आपको किसी विषय पर ध्यान केंद्रित करना है। यह कोई मंत्र, श्वास, चंद्रमा, मूर्ति या फिर नीला आकाश भी हो सकता है। आप किसी विचार पर भी ध्यान केंद्रित (अनुप्रेक्षा) कर सकते हैं; जैसे रोगी सोच - "मेरा रक्तचाप घट रहा है, मुझे आराम आ रहा है। मेरे पूरे शरीर को आराम आ रहा है।" आप मस्तिष्क के कुछ खास हिस्सों या चक्रों (यौगिक भाषा) पर भी ध्यान केंद्रित कर सकते हैं। ऐसा 5 से 10 मिनट तक करें। इससे ध्यान पूरा होगा। ध्यान रहे कि इस दौरान आपको सोना नहीं है। आप पूरी तरह से जागे हुए होने चाहिए।

ध्यान का सार

पृथ्वी के तत्त्व	:	काला गोल बिंदु - ईश्वर की प्रतिमा
जल के तत्त्व	:	झील, सरिता अथवा सागर

ध्वनि के तत्त्व	:	शब्द, मंत्र, जप अथवा भजन
अग्नि के तत्त्व	:	दीपक, मोमबत्ती
प्रकृति के तत्त्व	:	नीला आकाश, घना वन, सूर्य, चंद्र, सागर, बर्फीली चोटियाँ
शरीर के तत्त्व	:	अंग, श्वास
भौतिक तत्त्व	:	कुण्डलिनी
रंग	:	नारंगी, हरा व सफेद
विचार	:	अनुप्रेक्षा

शरीर पर योग व ध्यान के वैज्ञानिक प्रभाव

- मेडीकल अनुसंधान ने योग, आसन व ध्यान के प्रभाव सिद्ध कर दिए हैं:
- रक्तचाप
- हृदयगति
- कैटेकोलामाइंस
- ऑक्सीजन की खपत
- टाइप ए व्यक्तित्व रोगियों का टाइप बी में सकारात्मक परिवर्तन
- उद्वेग स्तर
- लोच
- सीरम कॉलेस्ट्रॉल
- ब्लड ग्लूकोज़
- धूम्रपान
- शारीरिक फिटनेस
- अनिद्रा में सुधार
- फेफड़ों की ऑक्सीजन ग्रहण क्षमता में सुधार
- हृदयरोगों में सुधार
- योग के उप-समूह

उच्चरक्तचाप की योग पद्धति में विभिन्न उप-समूह शामिल हैं:

- स्वास्थ्यवर्द्धक व्यायाम
- आसन या आरामदायक मुद्राएँ
- प्राणायाम या श्वास अभ्यास
- कायोत्सर्ग
- ध्यान : प्रेक्षा ध्यान
- नैतिक शिक्षा व अनुप्रेक्षा

प्रशिक्षण व समय

प्रतिदिन 40 से 60 मिनट तक योगाभ्यास करना चाहिए। यदि चाहें तो ध्यान लंबे समय तक कर सकते हैं। योग करने का सबसे अच्छा समय प्रातःकाल ही है क्योंकि प्रत्येक व्यक्ति को काम पर भी जाना होता है। योग करते समय पेट खाली होना चाहिए। इसके अलावा योग करते समय आरामदायक वस्त्र, एकांत वातावरण तथा हवादार कमरे का भी ध्यान रखना चाहिए।

प्रशिक्षण में 2 घंटे की अवधि में चार सत्र होंगे। रोगियों को उनके जीवनसाथी के साथ इनका प्रशिक्षण दिया जाएगा। वे घर में अभ्यास करते समय भी निर्देशिका की मदद ले सकते हैं।

नियम तथा कायदे

1. **अभ्यासः** अभ्यास नियमित रूप से करना चाहिए।
2. **समयः** अभ्यास के लिए समय तय करें। सुबह का समय ठीक है। तब पेट खाली होता है। कुछ लोग शाम को भी करना पसंद करते हैं। भोजन तथा अभ्यास के मध्य कम से कम दो घंटे का अंतर होना चाहिए।
3. **भोजनः** यूँ तो चाय-कॉफी छोड़ ही देनी चाहिए परंतु इच्छा हो तो आसन आरंभ करने से आधा घंटा पहले एक कप चाय, काफी या दूध ले सकते हैं।
4. **स्थानः** आसन व अभ्यास के लिए कमरा खुला व हवादार होना चाहिए तथा वहाँ किसी तरह का शोर न हो।
5. **पोशाकः** ऐसे अभ्यास के लिए हल्के, आरामदायक व ढीले कपड़े ठीक रहते हैं।
6. **निद्राः** एक वयस्क व्यक्ति के लिए 6 से 8 घंटे नींद आवश्यक है। यदि रात को सही समय पर सोएंगे तो सुबह योगाभ्यास के लिए समय पर उठ पाएंगे।
7. **विश्रामः** यदि आसन करते समय थकान महसूस हो तो विश्राम करें। अपनी क्षमता से अधिक व्यायाम न करें। क्षमता धीरे-धीरे ही बढ़ती है। आसनों के पश्चात पांच मिनट तक कायोत्सर्ग अवश्य करें। इसके बाद ध्यान लगा सकते हैं।

यौगिक आहार

यौगिक पद्धति में आहार को सात्विक, राजसिक व तामसिक वर्गों में बांटा जाता है। कोरोनरी हृदय रोगियों को सात्विक आहार लेना चाहिए। इस आहार में अनाज, दालें, फल, सब्जियाँ तथा प्रकृति से जुड़े खाद्य पदार्थ आते हैं। हालांकि

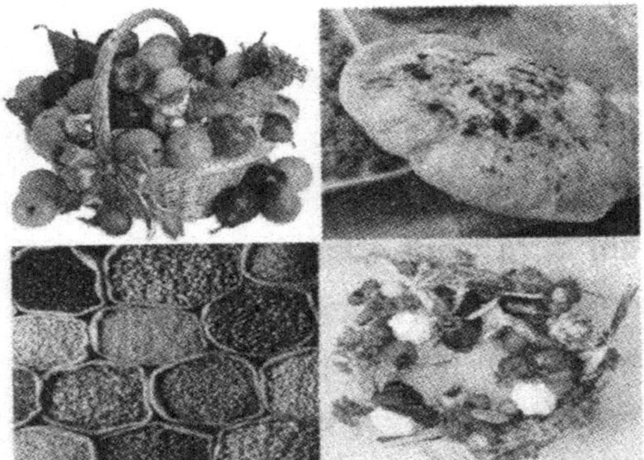

दूध व दही भी इसी श्रेणी मे
आते हैं लेकिन साओल हृदय
कार्यक्रम इन्हें कम मात्रा में खाने
की सलाह देता है ताकि धमनियों
में जमाव न हो सके। आहार में
वसा तथा कॉलेस्ट्रॉल की मात्रा न
के बराबर होनी चाहिए। चीनी व
नमक की मात्रा भी सीमित होनी
चाहिए। आहार में से चाय, कॉफी
व अन्य उत्तेजक पदार्थों को शामिल न करें।

आहार में रेशे की भरपूर मात्रा होनी चाहिए। साबुत अनाज, फली, सब्जियां व फलों में रेशे पाए जाते हैं, इनमें खनिज लवण, एंजाइम व एंटी ऑक्सीडेंट भी होते हैं जो रक्त में से कॉलेस्ट्रोल का स्तर घटाने के लिए अनिवार्य है।

दिन का आदर्श आहार

नाश्ता :- फल, जौ के चोकर, गेहूँ या मक्का का दलिया व अंकुरित दाने

दोपहर का भोजन :- गेहूँ, चने व सोयाबीन के आटे की रोटी, सब्जियों का सलाद, दाल, चटनी, चावल व सूप। आटे में 50% गेहूँ व 25% सोया तथा चने की मात्रा मिलाएँ।

दोपहर बाद :- फल व हर्बल चाय।

रात का भोजन :- दलिया, खिचड़ी, कढ़ी, उबली पत्तेदार सब्जियां अंकुरित काले चने व मूंग आदि। चपाती भी ले सकते हैं।

स्वास्थ्यवर्द्धक व्यायाम

आसन करने से पूर्व आपको निम्नलिखित व्यायाम करने चाहिए। यौगिक प्रशिक्षण से पहले इनका अभ्यास करना आवश्यक है:

1. नेत्रों के लिए
2. गर्दन के लिए
3. कानों के लिए
4. चेहरे के लिए
5. कंधों क लिए
6. छाती के लिए
7. कमर के लिए
8. जांघों के लिए
9. घुटनों के लिए
10. टखनों के जोड़ों के लिए
11. पंजों तथा एड़ियों के लिए

. नेत्रों के लिए

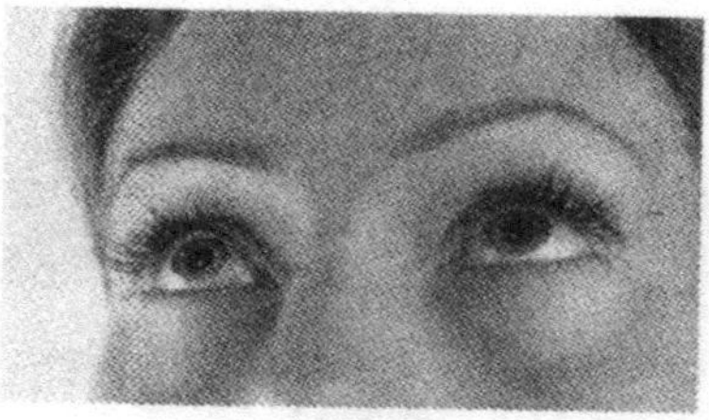

) मुद्रा - आराम से सीधे खड़े हो जाएँ

) विधि

1. सिर को एक स्थान पर रखते हुए कुछ देर तक ऊपर-नीचे देखें।
2. फिर अपने दाएँ-बाएँ देखें तथा नेत्रगोलक घुमाएँ। दृष्टि का विस्तार करने का प्रयास करें।
3. दोनों हथेलियाँ परस्पर रगड़कर आँखों पर कुछ देर रखें तथा कई बार पलकें झपकाएँ।

गर्दन के लिए:

) मुद्रा - आराम से खड़े हो जाएँ

) विधि

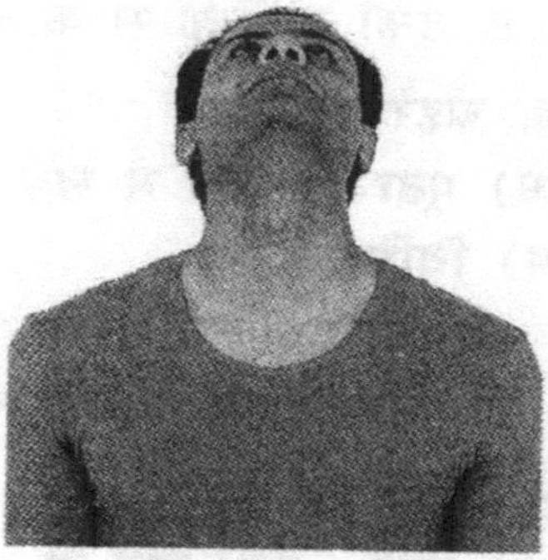

1. हाथों को कम से कम दस बार जोर से रगड़ें व साथ ही गर्दन के पिछले भाग पर मलें।
2. गर्दन में अगले भाग पर भी यही प्रक्रिया पाँच बार दोहराएँ।
3. जितना संभव हो सके, गर्दन को नीचे की ओर झुकाएँ तथा चिबुक को छाती से लगाएँ। यह प्रक्रिया भी पाँच बार दोहराएँ।
4. गर्दन को बाईं ओर से घुमाते हुए कंधे की ओर लाएँ, इसी प्रकार दूसरी दिशा में करें।
5. गर्दन को बारी-बारी से दोनों ओर झुकाएँ तथा कानों को बाएँ तथा दाएँ कंधे से स्पर्श करें।
6. नेत्र बंद करें, चिबुक को छाती से मिलाते हुए गर्दन हिलाएँ। फिर आँखें खोलकर दाईं ओर झुकें। कान को कंधे से छूते हुए गर्दन घुमाकर ऊपर की ओर देखें तथा बाएं कान को कंधे से स्पर्श करें तथा चिबुक तक आकर आँखें बंद कर लें। यही प्रक्रिया दूसरी ओर से भी दो बार दोहराएँ।

कानों के लिए

मुद्रा :- सीधे खड़े रहें तथा दोनों कानों के ऊपरी हिस्से को अंगूठे तथा नी से पकड़ें।

विधिः

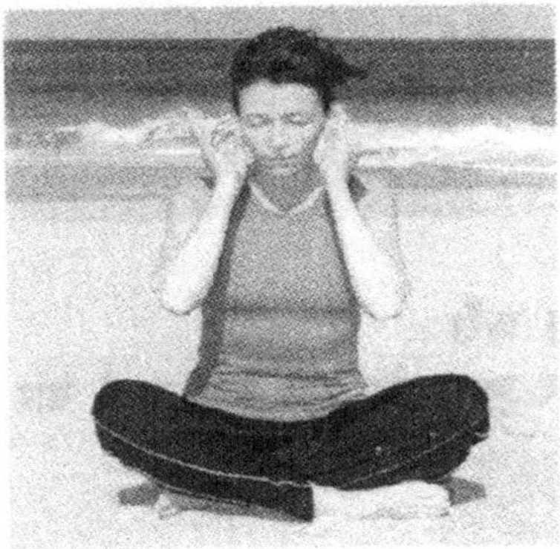

1. दोनों कान ऊपर की ओर खींचें।
2. कानों के बीच वाले हिस्से को ऊप की ओर खींचें।
3. कान के निचले हिस्सों को नीचे व ओर खींचें।
4. दोनों कान हथेलियों से ढक क दबाव दें।
5. तीन अंगुलियाँ तथा अंगूठा जोड़कर मु बना लें व तर्जनी से कानों का अग भाग मलें।
6. उन्हीं उंगलियों से कानों का पिछला भाग मलें।

4. **चेहरे के लिए**

अ) **मुद्रा** : आराम से खड़े हो जाएँ।

ब) **विधिः**

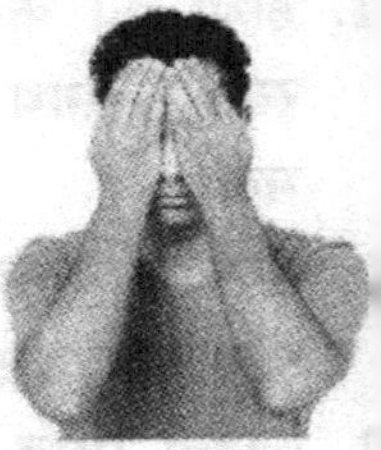

1. दोनों हथेलियों से चेहरे को अच्छी तरह रगड़ें।
2. शरीर को ढीला छोड़ दें।

5. **कंधों के लिए**

अ) **मुद्रा** : सीधे खड़े हो जाएँ।

ब) **विधिः**

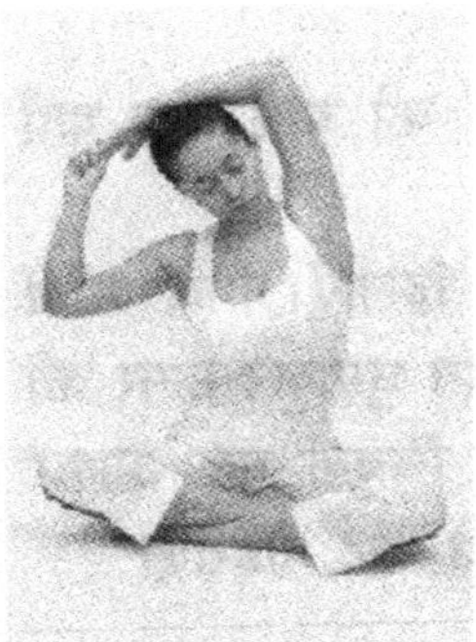

1. दोनों बाजू मुट्ठियाँ बांध कर लटकाएँ। कोहनि झुकाए बिना, सांस लेते समय कंधे उचकाएँ त सांस छोड़ते समय पहले वाली स्थिति में आ जा
2. बाजुएँ ढीली रखते हुए कंधों को आगे से पीछे त पीछे से आगे की ओर गोलाई में घुमाएँ। इसे प बार करें।
3. अपने बाजू, उंगलियाँ तथा अंगूठे मोड़कर क छुएँ। गहरी सांस लेते हुए बाजू आगे से पीछे त पीछे से आगे की ओर गोलाई में घुमाएँ।

6. **सीने के लिए**

अ) **मुद्रा** : दोनों बाजू अंदर की ओर मोड़ें तथा हथेलियाँ सीने पर रखें।

ब) **विधि:**

1. सांस भीतर ले जाएँ तथा बायां हाथ फैलाएँ, सांस बाहर निकालें तथा हाथ को पहले वाली स्थिति में लाएँ। यही व्यायाम दाएं हाथ से भी करें। (इसे पांच बार दोहराएँ) फिर इसे दोनों बाजुओं से पाँच बार करें।
2. हाथों को जंघाओं पर रखें। गहरी सांस लें। बायां बाजू मोड़े बिना कान को छूते हुए ऊँचा करें। बाजू नीचे ले जाएँ तथा सांस छोड़ दें। इसे दाईं बाजू से भी दोहराएँ। फिर दोनों बाजुओं से पाँच बार करें।

7. **कमर के लिए**

अ) **मुद्रा** : कंधों की चौड़ाई जितने पाँव खोल लें, बाजू शरीर के दोनों ओर लटके रहें।

विधि:

1. सांस भीतर लेते हुए हाथ ऊपर की ओर उठाएँ, सांस छोड़ते हुए कमर को 30 डिग्री तक बाईं ओर झुकाएँ। बायां हाथ घुटने के समीप लाएँ, गर्दन भी बाईं ओर मोड़ें, बायां हाथ सिर के ऊपर ले जाएँ। तीन बार सांस लें तथा छोड़ें। इसी प्रक्रिया के विपरीत करते हुए सामान्य मुद्रा में आ जाएँ। यही प्रक्रिया दो बार दाईं ओर से भी दोहराएँ।
2. अंगुलियाँ आपस में मिलाकर हाथ ऊपर उठाएँ
   - अ) हथेलियाँ आकाश की ओर रहें
   - ब) कमर को 30 डिग्री तक बाईं ओर झुकाएँ, बाजू कान की सीध में बाईं ओर रहें।
   - स) पहली मुद्रा में लौट आएँ
   - द) बाजू नीचे लाएँ तथा यही प्रक्रिया दो बार दाईं ओर से भी दोहराएँ।
3. दोनों हथेलियाँ जोड़ें
   - अ) सांस लेते हुए बाजू ऊपर की ओर ले जाएँ, बाजू कान की सीध में ऊँचे रहें।
   - ब) सांस छोड़ते हुए लगभग 30 डिग्री तक बाईं ओर झुके (5 बार सांस लें तथा छोड़ें)
   - स) (अ) मुद्रा में लौट आएँ।
   - द) बाजू नीचे लाएँ तथा इसे दाईं ओर से दोहराएँ।

4. अ) सांस लेते हुए बाजू कंधों तक उठाएँ, हथेलियाँ एक-दूसरे की ओर रहें।
   ब) कमर इस तरह झुकाएं कि दायां हाथ बाएं कंधे तथा बायां हाथ दाएं नितंब तक जा सके (पांच बार सांस लें तथा छोड़ें)।
   स) सांस भीतर लेते हुए मुद्रा (अ) पर लौट आएँ।
   द) सांस छोड़ते हुए हाथ नीचे ले आएँ तथा यही प्रक्रिया तीन बार दाईं ओर से दोहराएँ।

8. जांघों तथा नितंबों के लिए

अ) मुद्राः 15 से 20 से.मी. की दूरी पर टांगे खोलकर खड़े हो जाएँ।

विधिः

1. पांव की एड़ी से नितंबों पर बारी-बारी से वार करें।

9. घुटनों के लिए

अ) **मुद्राः** ऊपर बताई गई मुद्रा में खड़े हों

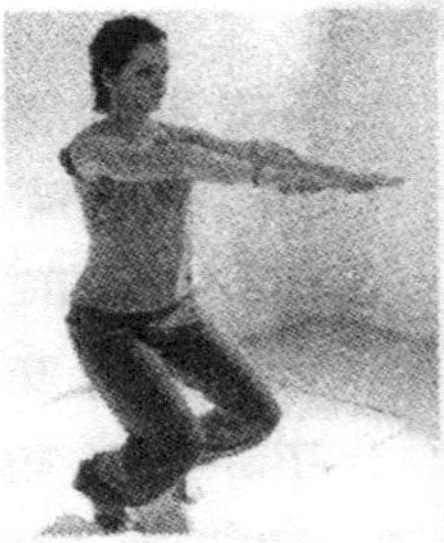

विधिः

1. बाएं पांव की एड़ी से नितंब पर वार करें तथा घुटने पर दबाव डालते हुए अकड़ाएं। इसे दाईं टांग से भी करें तथा यही प्रक्रिया पांच बार दोहराएँ।
2. दोनों अंगूठे आगे की ओर रखते हुए कमर पर हाथ रखें। दोनों पांव 30 से.मी. की दूरी पर रखें। शरीर सीधा रखते हुए धीरे-धीरे घुटने मोड़ें व ऊपर आ जाएँ। इसे पांच बार दोहराएँ।

10. टखनों के जोड़ों के लिए

बाईं टांग को फर्श से थोड़ा ऊपर उठाएँ। टखने को पांच बार ऊपर तथा नीचे की ओर घुमाएँ। फिर दाईं तथा बाईं ओर घुमाएँ। ऐसा ही दाईं टांग में भी करें।

11. पंजों तथा एड़ियों के लिए

पहले अपने पंजों के बल चलें, फिर अपनी एड़ियों के बल उल्टा चलें।

उच्चरक्तचाप घटाने के लिए योगासन

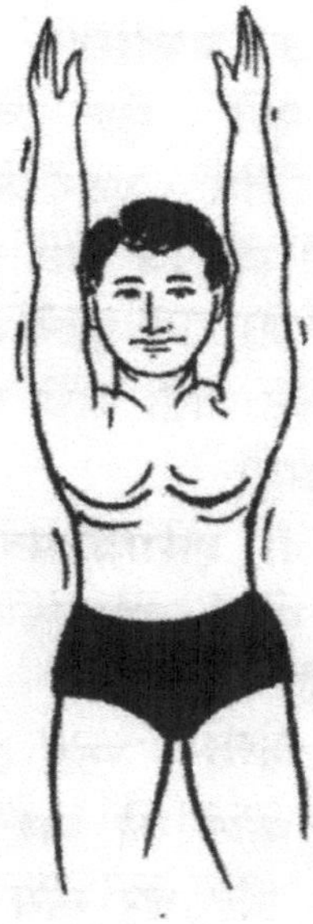

अ) खड़ी मुद्रा में

1. ताड़ासन

मुद्रा : दोनों पांव के पंजे तथा एड़ियाँ 10 से.मी. की दूरी के समान अंतर पर रखें। बाजू दोनों ओर लटके रहें।

विधि : सांस भीतर लें तथा बाजुएँ ऊपर की ओर उठाएँ। धीरे-धीरे पेट तथा सीना फुलाएँ। दोनों हाथ जोड़ें तथा शरीर का भार पंजों पर ले लें। इस मुद्रा को किसी बिंदु पर देखते हुए बनाए रखें। घुटने सीधे रखें फिर सांस छोड़ते हुए एड़ियाँ तथा बाजू नीचे ले जाएँ।

सावधानी : स्लिपडिस्क की तकलीफ हो तो यह आसन न करें।

2. पादहस्तासन

मुद्रा : दोनों पांव पर सीधे खड़े रहें

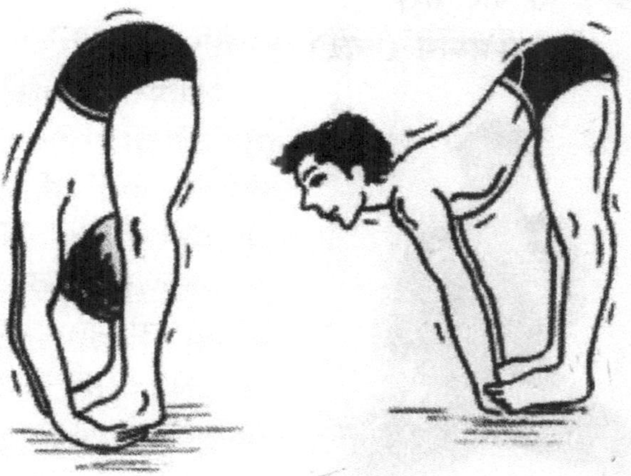

विधि : बाजू ऊपर उठाएँ तथा सांस भीतर लें। नीचे की ओर झुकते समय, धीरे से सांस छोड़ें। हथेलियों से पांव के टखने छुएँ तथा घुटनों से माथे का स्पर्श करें। घुटने तथा टखने सीधे रखने का प्रयास करें। केवल उसी सीमा तक झुकें, जहाँ तक आप आसानी से झुक सकें तथा याद रखें कि आपको माथे का घुटने से स्पर्श करवाना है। सांस लेते हुए शरीर को ऊपर उठाएँ तथा बाजू ऊपर करते समय सांस छोड़ें और फिर बाजू नीचे ले जाएँ।

सावधानी : स्लिपडिस्क की तकलीफ हो तो यह आसन न करें।

ब) बैठी हुई मुद्रा में

3. वज्रासन

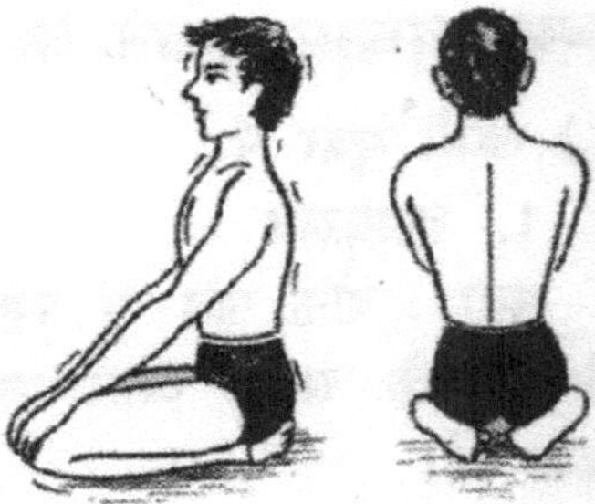

मुद्रा : घुटने टेक कर बैठें।

विधि : घुटनों के बल बैठ जाएँ, एड़ियाँ खुली हों, पंजे मिले हों तथा तलवे बाहर की ओर हों। दोनों घुटने जोड़ें तथा पैरों के तलवों पर बैठ जाएँ। धीमी गति से लयबद्ध सांस लें व छोड़ें।

4. शशांकासन

मुद्रा : वज्रासन की मुद्रा में बैठें। दोनों बाजू सीधे रखते हुए, दोनों हथेलि घुटनों पर रख लें।

विधि : सांस लें तथा दोनों बाजू ऊपर उठाकर मिलाएँ। ध्यान रहे वि बाजू कानों को स्पर्श करे। सांस छोड़ते हुए नीचे झुकें तथा हथेलियों से फ छुएँ। पाँच बार सांस लेते व छोड़ते हुए यह मुद्रा बनाए रखें। फिर सांस ले हुए बाजू ऊपर की ओर उठा लें। सांस छोड़ें तथा बाजू नीचे ले आएँ। य प्रक्रिया दो बार करें।

5. प्राणायाम (नाड़ी शोधन प्राणायाम)

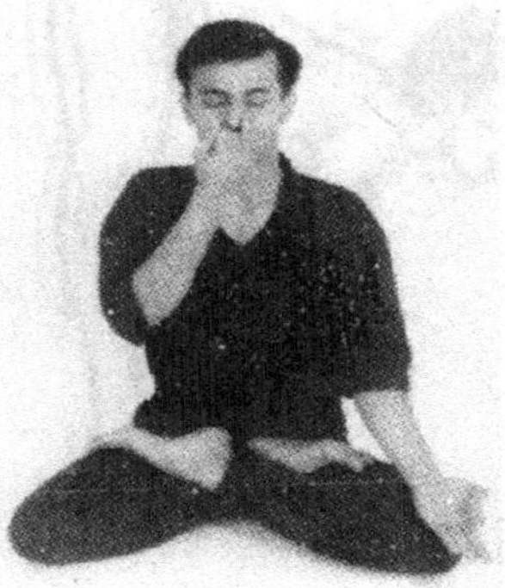

आरामदायक मुद्रा में बैठें तथा सांस लें। दा नथुने को अंगूठे से बंद करें, बाएं नथुने से धीरे-धी सांस लें। सांस लेने के बाद बायां नथुना भी ब करें तथा दो-तीन क्षण के लिए सांस रोकें। अ दाएं नथुने से अंगूठा हटा दें, बायां नथुना बंद रख हुए धीरे से सांस छोड़ें। बाएं नथुने से सांस लेक तथा दाएं नथुने से सांस छोड़कर यही प्रक्रि दोहराएं। यह नाड़ी शोधन प्राणायाम का एक च है। इसके दस चक्रों का अभ्यास करें।

स) छाती के बल लेटी हुई मुद्रा में

6. संशोधित भुजंगासन

पहली मुद्रा :- दोनों पांव के पंजे तथा एड़ियाँ आपस में मिलाकर, जमी पर मुँह के बल लेट जाएँ। हथेलियाँ शरीर से 30 से.मी. की दूरी पर हों।

विधि :- सांस लेते हुए 15 से.मी. ऊपर की ओर उठें। मुख से फुफकारते हुए सांस छोड़ें तथा नाभि को भीतर की ओर खींचें। गहरी सांस लेते हुए धड़ को हथेलियों तथा जंघा के सहारे उठाएँ तथा आकाश की ओर मुख से फुफकारते हुए देखें।

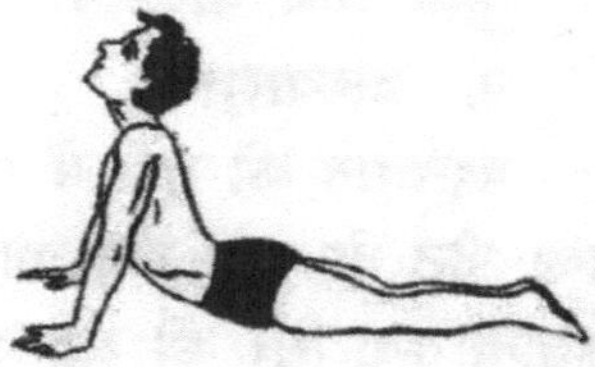

सांस छोड़ें तथा धड़ को जमीन पर ले आएँ।

दूसरी मुद्रा :- हाथों को शरीर से 15 से.मी. की दूरी पर ले आएँ।

विधि :- शेष विधि पहली मुद्रा की तरह ही है।

तीसरी मुद्रा :- हाथों को शरीर के समीप ले आएँ।

विधि :- सांस लेते हुए शरीर को फर्श से 15 से.मी. ऊपर उठाएँ। मुख से फुफकारते हुए सांस छोड़ें। सांस लेते हुए धड़ को ऊपर उठाएँ परंतु नाभि फर्श को छूती रहे। फुफकारते हुए सांस छोड़ें तथा धड़ नीचे लाएँ मुख के दाईं ओर सर के नीचे हाथ रखें, पंजे जुड़े हों तथा एड़ियाँ अलग रहें। पूरे शरीर को विश्राम दें।

) पीठ के बल लेटी हुई मुद्रा में

7. उत्तानपादासन

मुद्रा :- जमीन पर पीठ के बल लेट जाएँ। अंगुलियाँ गर्दन के नीचे बंधी हों तथा कुहनियाँ फर्श पर हों। पाँव 15 से.मी. की दूरी पर रहें।

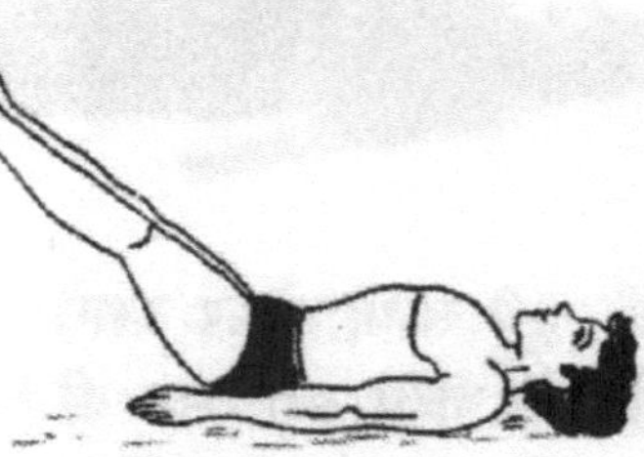

विधि :- नियमित श्वास लेते हुए दोनों टांगें फर्श से लगभग 15 से.मी. ऊपर उठा लें। पाँच मिनट तक सांस भीतर लें तथा छोड़ें (सांस लेते हुए टांगें नीचे लाएँ और फिर सांस छोड़ें)।

8. मेरुदंडासन

जमीन पर पेट के बल लेट जाएँ। बाजू शरीर के दोनों ओर सीधे रहें। बाईं एड़ी उठाकर दाएँ पांव के पंजे पर रखें। दोनों पाँव सीधे रहें। अब सांस लेते हुए शरीर के ऊपरी भाग को बाईं ओर तथा निचले भाग को दाईं ओर घुमाएँ। बाजू तथा कंधे पहले वाली स्थिति में रहें। बायां पंजा फर्श का स्पर्श करे। अब सांस छोड़ते हुए पहली वाली मुद्रा में लौट आएँ। दूसरी ओर से भी यही प्रक्रिया दोहराएँ। टांगों की स्थिति बदलकर भी यही प्रक्रिया दोहराएँ।

कुछ अन्य योगासन जो हाइपरटेंशन में सहायक हैं:

9. मत्स्यासन

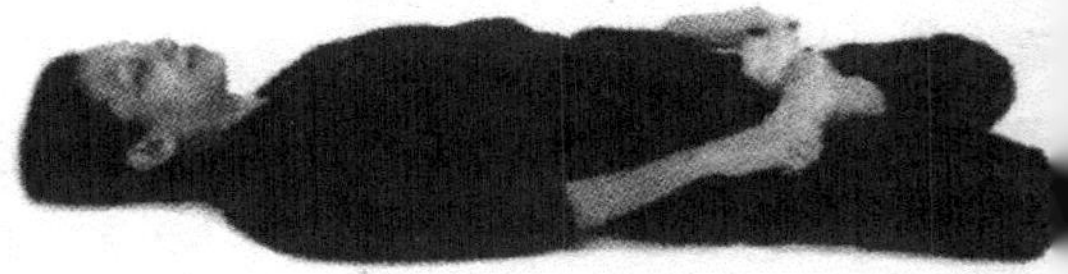

पद्मासन की मुद्रा में बैठें तथा पीठ के बल लेट जाएँ। कोहनी तथा सिर की सहायता से धड़ को जमीन से ऊपर उठाएँ। दोनों पंजे हाथों से पकड़ लें। तिरछे धड़ को सिर तथा नितंबों के सहारे विश्राम दें।

10. अर्द्धमत्स्यासन

जो मत्स्यासन न कर पाएँ वे अर्द्धमत्स्यासन कर सकते हैं। पद्मासन की मु में बैठने की बजाए टांगें फैला लें। कोहनियों की सहायता से शरीर ऊपर उठा तथा गर्दन पीछे की ओर मोड़ें। सिर का जमीन से स्पर्श करें तथा हाथ जांघों रहें। कोहनियों की सहायता से सिर सीधा कर विश्राम लें।

कायोत्सर्ग

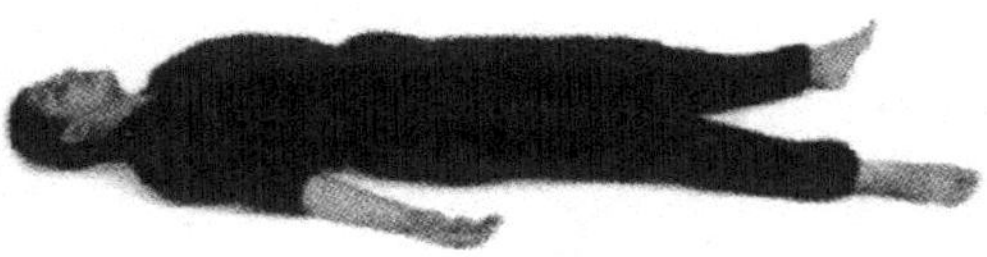

ध्यान का पहला चरण 'कायोत्सर्ग'। इसमें अन्य सजग के साथ शरीर को शिथिल कर हैं। अपने शरीर को सीधा, श व तनावरहित रखें। गर्दन व री की हड्डी सीधी होकर उसमें अकड़न न हो। शरीर की सभी मांसपेशियाँ शिथि होने दें। शरीर पूरी तरह ढीला हो जाए।

पाँच मिनट तक शरीर को यूँ ही रखें। शरीर मूर्ति की तरह स्थिर रहे। शर में कहीं कोई गति न हो।

कायोत्सर्ग में आत्म सजगता के साथ-साथ पूरे शरीर का विश्राम भी शामि है। हमें मानसिक रूप से इसे कई हिस्सों में बांटना है तथा सिर से पैर त प्रत्येक अंग पर एकाग्र होना है। मस्तिष्क को पूरे शरीर की यात्रा करने दें; आ सुझाव की तकनीक अपनाते हुए इसे विश्रामावस्था में आने दें। अनुभव करें प्रत्येक मांसपेशी शिथिल हो रही है। पूरा शरीर विश्राम कर रहा है। गह एकाग्रता के साथ अपनी सजगता बनाए रखें।

कायोत्सर्ग के लिए विस्तृत निर्देश

अपने पाँव की अंगुली पर ध्यान एकाग्र करें। मस्तिष्क को वहाँ तक पहुँच

दें, मांसपेशियों से शिथिल होने को कहें। उनकी शिथिलता को महसूस करें। ठीक इसी तरह पांव की बाकी अंगुलियों, तलवे, एड़ी, टखने, पैर की ऊपरी हिस्से, पिंडली, घुटने, जंघा, नितंब के जोड़ तक सभी को शिथिल कर दें।

अब कमर से गर्दन तक, शरीर के मध्य भाग को शिथिल करें। पेट के निचले व अगले हिस्से, पीठ व दाएं हिस्से पर ध्यान एकाग्र करें। फिर बाएं, बाहरी व पेट के निचले हिस्से के भीतर ध्यान रमाएँ। अब नाभि से पेट के भीतर प्रवेश करते हुए छोटी-बड़ी आंत, प्लीहा, जिगर, अग्नाश्य व पेट आदि को शिथिल करें। फिर छाती की पसलियों को शिथिल करें। पसलियों को आगे-पीछे, ऊपर व नीचे से देखते हुए महसूस करें व शिथिल होने दें। फिर फेफड़ों के साथ भी यही करें। हृदय रोगियों को हृदय को आत्मसुझाव देते समय तनाव मिटाने के लिए कहना चाहिए।

अब गर्दन की मांसपेशियों को शिथिल करने के बाद हाथ-पैरों पर आ जाएँ। अंगूठे, अंगुलियाँ, हथेली, कलाई, बाजू के ऊपरी व निचले हिस्से व कंधों को शिथिल करें। अनुभव करें कि ऊपरी शरीर का मध्य भाग पूरी तरह से शिथिल हो गया है।

अब गर्दन से सिर तक के हिस्से को शिथिल करें। अभी तक तो उन मांसपेशियों को शिथिल कर रहे थे, जिन्होंने झट से आपका सुझाव मान लिया लेकिन इन छोटी मांसपेशियों को शिथिल करना थोड़ा कठिन है। पहले अपने दांत व जबड़े खोलें व जीभ को ढीला छोड़ दें। होंठ धीरे से बंद करें। अब चेहरे की सारी मांसपेशियां शिथिल करें। चिबुक, होंठ, मुख का भीतरी हिस्सा, दांत, मसूड़ा, तालू व जीभ; फिर गालों, नाक, कानों व कनपटियों, दोनों आंखों, माथे व खोपड़ी को आत्म सुझाव से शिथिल करें। कल्पना करें कि शरीर का ऊपरी हिस्सा पूरी तरह से शिथिल हो गया है।

फिर सिर से पैर तक दिमाग दौड़ाकर देखें कि शरीर के किसी अंग में कोई तनाव तो नहीं है। ध्यान सत्र के दौरान कायोत्सर्ग की यही मुद्रा बनाए रखें। शरीर को स्थिर व गतिहीन रखने का प्रयास करें।

अब स्वरतंत्रियों को शिथिल करके पांच मिनट के लिए भीतरी मौन का अभ्यास करें। गले के अंदर स्वर तंत्री पर एकाग्र होते हुए इसे पूरी तरह से शिथिल कर दें। संपूर्ण भीतरी शांति का निरीक्षण करें। स्वर तंत्री में कोई कंपन नहीं होना चाहिए।

प्रेक्षा ध्यान

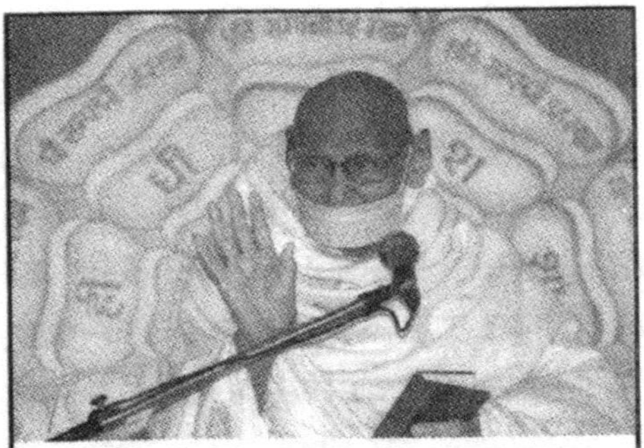

प्रेक्षा ध्यान के आविष्कारक
आचार्य महाप्रज्ञ

प्रेक्षा ध्यान की यह पद्धति आधुनिक तथा व्यावहारिक ध्यान पद्धतियों में सर्वश्रेष्ठ है। ध्यान का अर्थ मानसिक गतिविधियों का दमन नहीं होता। मानसिक अवस्था की शुद्धि ही प्रेक्षा ध्यान का लक्ष्य है। जब मन साफ व शुद्ध होगा तो शांति अपने आप आ जाएगी। इसके साथ-साथ मानसिक संतुलन, समत्व व संपूर्णता का भी आभास होगा।

प्रेक्षा का अर्थ है 'बोध' तथा ध्यान का अर्थ है 'एकाग्रता'। प्रेक्षा ध्यान में विचारों पर नहीं अपितु बोध (प्रत्यक्ष ज्ञान) पर एकाग्र होना है। मन चिंतन के साथ-साथ प्रत्यक्ष ज्ञान का भी साधन है। प्रत्यक्ष ज्ञान वर्तमान से संबधित है। यह न तो अतीत की स्मृति है और न ही भविष्य की कल्पना है। वर्तमान का घटनाओं का प्रत्यक्ष ज्ञान एक वास्तविकता होनी चाहिए। प्रेक्षा ध्यान में प्रत्यक्ष ज्ञान का अर्थ है : पसंद-नापसंद की विशेषताओं के लाभों का अनुभव करना। कुछ ही समय में हमारा चेतन मन भीतरी यथार्थता तक पहुँचने में सक्षम हो जाता है। प्रत्यक्ष ज्ञान के भी कई चरण हैं। हमें सबसे पहले श्वास-प्रेक्षा (श्वसन के प्रत्यक्ष बोध) पर ध्यान देना होगा।

तकनीक

श्वास-प्रेक्षा :- श्वास सचेतन मन से जुड़ा है। मन हमेशा भटकता रहता है, इसे स्थिर करना कठिन है पर श्वास पर ध्यान एकाग्र करके मानसिक गतिविधियों को शांत कर सकते हैं। इसके साथ ही श्वास गति भी 15-17 प्रति मिनट से 10-12 प्रति मिनट तक आ जाती है तथा अधिक अभ्यास से 4-6 प्रति मिनट भी आ सकती है।

पहला चरण: कायोत्सर्ग द्वारा पूरे शरीर को शिथिल कर दें।

दूसरा चरण: श्वास पर पूरा ध्यान दें, बाकी अनुभूतियों से ध्यान हटा दें। श्वास को नियमित, गहरी व तालमयी होने दें। नाभि पर ध्यान केंद्रित करें। सांस छोड़ने व लेने के साथ-साथ पेट के संकुचन-फैलाव पर भी ध्यान लगा

तीसरा चरण: उसी तरह धीमी लयबद्ध सांसें लेते हुए अपना ध्यान ना

े हटाकर नथुनों के मध्य ले आएँ, प्रत्येक आती व जाती श्वास का प्रत्यक्ष बोध करें। इसे देखें व महसूस करें।

चौथा चरण: यदि ध्यान भटके तो उसे फिर से श्वास पर केंद्रित करें। यदि ऐसा बार-बार हो तो कुछ सेकेंड के लिए सांस रोककर फिर सामान्य सांस लें।

पांचवां चरण: ध्यान खत्म करने के लिए दो-तीन गहरी लंबी सांसें लें। सूत्र पाठ करें व आगे झुक कर प्रणाम करें।

अनुप्रेक्षा व नैतिक संहिता

अनुप्रेक्षा का अर्थ है 'भवन'। इस तरह हम गहन निरीक्षण द्वारा रोजमर्रा के जीवन से कई तनावपूर्ण पहलुओं को निकाल सकते हैं। अपनी इच्छाओं, भावनाओं व आवेगों को नियंत्रित कर सकते हैं। यह हमें नैतिक ज्ञान देता है। हमारी पूरी जीवनशैली तनाव रहित, उद्देश्यपूर्ण व सहज हो सकती है।

हृदय रोगियों में अनुप्रेक्षा द्वारा धमनियों के जमाव को खोला जा सकता है। सकारात्मक विचारधारा की इस पद्धति को मेडीकल विज्ञान की शाखा (PNI) साइको-न्यूरो इम्यूनोलॉजी ने प्रमाणित किया है। PNI के अनुसार सकारात्मक विचारधारा से शरीर में सकारात्मक न्यूरो रसायन उत्पन्न होते हैं, जिनसे हमारी इच्छा पूर्ति होती है। डॉ. डीन ओर्निश ने भी अपनी जीवनशैली पर आधारित तकनीक में इसे शामिल करके, कोरोनरी धमनियाँ खोलने में सफलता पाई है। ❑

अध्याय - 7

आदतों में बदलाव

उच्चरक्तचाप पर काबू पाने के लिए निम्नलिखित आदतों को बदलना होगा

1. धूम्रपान व तंबाकू पीने की आदत
2. चाय तथा कॉफी का अधिक सेवन
3. पूरी नींद न ले पाना
4. मदिरा सेवन
5. फूड लेबल न पढ़ना
6. काम या रोजमर्रा के जीवन में शारीरिक गतिविधियों की कमी

धूम्रपान व तंबाकू पीना छोड़ें

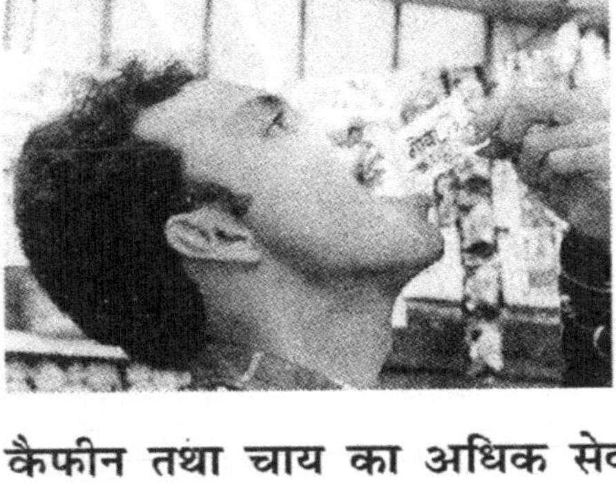

उच्चरक्तचाप को नियंत्रित करना है तो सिगरेट, बीड़ी, तंबाकू व सिगार पीना बंद करना होगा। भारत के विभिन्न हिस्सों में जर्दा, खैनी, गुड़ाकू, किमाम, गुटखा व नसवार के रूप में तंबाकू का सेवन होता है। इससे परहेज करना होगा। ये न केवल हृदयरोगों व कैंसर के लिए बुरे हैं बल्कि इनसे रक्तचाप भी बढ़ता है।

कैफीन तथा चाय का अधिक सेवन न करें

ये भी मस्तिष्क को उत्तेजना देते हैं। आपने देखा होगा कि उनींदा महसूस करने पर एक कप चाय या कॉफी लेते ही दिमाग चुस्त हो जाता है। लंबे

ड्राइव पर जाते समय ड्राईवर भी गाड़ी रोक कर चाय या कॉफी पीते हैं। इन उत्पादों में कैफीन या निकोटीन होता है, जो मस्तिष्क को उत्तेजित कर देता है। बेहतर होगा कि आप चाय-कॉफी की बजाए हर्बल ड्रिंक, जूस या सूप लें। यदि पीना ही चाहें तो डीकैफीन ड्रिंक लें।

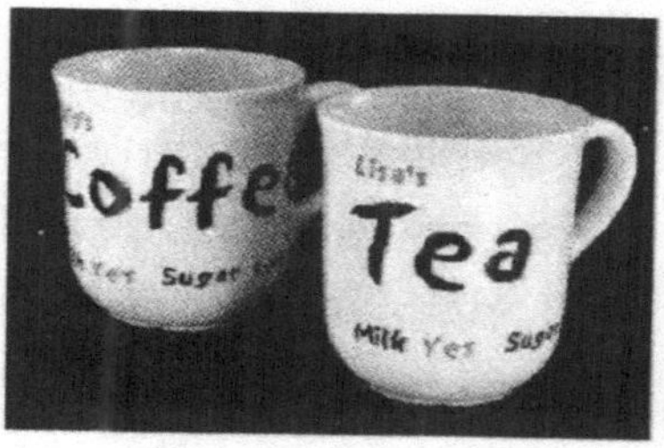

पूरी व भरपूर नींद लें

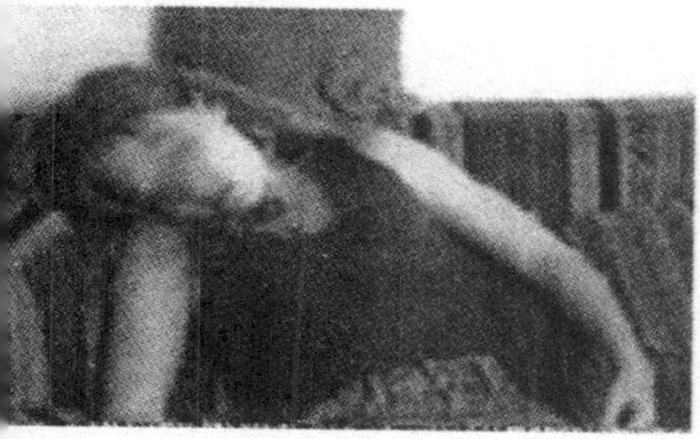

हमारा शरीर व मस्तिष्क दिन-रात काम नहीं कर सकता। इसे आराम व नींद की आवश्यकता होती है। नींद में खलल पड़ने से उच्चरक्तचाप हो सकता है। वर्तमान में लोगों को व्यस्तता के कारण भरपूर नींद नहीं मिलती। 18 से ऊपर के वयस्क को 6 से 8 घंटे की भरपूर नींद चाहिए। 50 साल के बाद यह 5 से 7 घंटे हो सकती है। कुछ लोग समय होने के बावजूद तनाव तथा उद्वेग के कारण सो नहीं पाते। उन्हें मस्तिष्क को नियंत्रित करते हुए भावनाओं को साधना होगा। योग व ध्यान से भी मदद मिल सकती है। यदि तनाव बहुत अधिक है तो मैं तनाव घटने तक नींद की गोली लेकर सोने की सिफारिश करूंगा।

मदिरापान से बचें

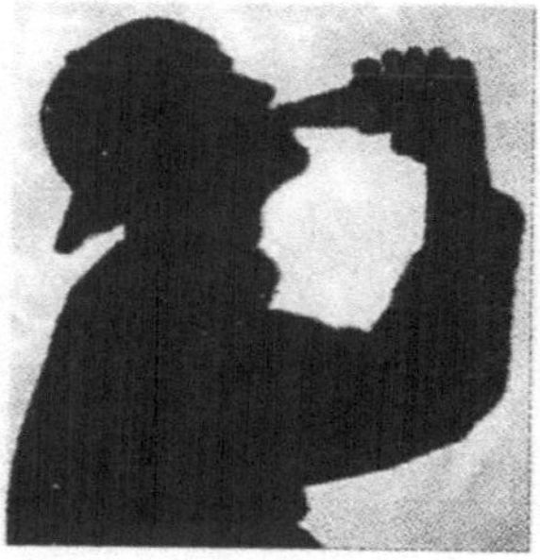

स्वस्थ तन-मन का मदिरा से कोई नाता नहीं है। मदिरा की कम मात्रा मस्तिष्क को उत्तेजित करती है लेकिन अधिक मात्रा उसे निष्क्रिय कर देती है। ये दोनों ही बुरे हैं। यह एक लत है जो पारिवारिक तनाव लाती है, स्नायु तंत्र को नष्ट करती है तथा आराम करने का गलत तरीका है। मदिरा के साथ लोग अक्सर तेज नमक तथा वसा युक्त आहार भी लेते हैं। उच्चरक्तचाप के रोगियों को इससे बचना चाहिए।

फूड लेबल पढ़े

आजकल भोजन के हर पैकेट पर फूड लेबल होता है। उन्हें पैकेट उसके तत्त्व लिखने ही पड़ते हैं। कोई भी खाद्य पदार्थ खरीदने से पहले उर वसा, नमक, कैलोरी, कॉलेस्ट्रॉल, कैफीन व निकोटीन तत्त्व का पता लगा इस तरह आप स्वस्थ व बेहतर भोजन लेकर उच्चरक्तचाप से बचाव कर पा

रोजमर्रा के जीवन में शारीरिक गतिविधियाँ बढ़ाएँ

बूंद-बूंद से सागर बनता है। हमें रोजमर्रा के जीवन में शारीरिक गतिवि बढ़ानी चाहिए। तीन मंजिल तक बिना लिफ्ट के जाना, कई मंजिलों से ि लिफ्ट के उतरना, अपने आप पानी लेना, कार की बजाए थोड़ा पैदल चल अपनी कार की सफाई, बागवानी, अपने कपड़े प्रेस करना, अपना कमरा किताबें ठीक करना आदि शारीरिक गतिविधि के उदाहरण हैं। इनसे आप वजन, तनाव व कॉलेस्ट्रॉल तीनों घटेंगे।

अध्याय – 8

उच्चरक्तचाप रोगियों के लिए चहलकदमी तथा व्यायाम

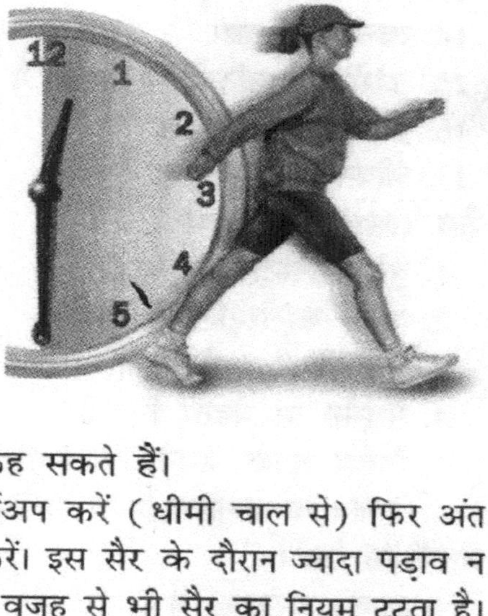

यदि उच्चरक्तचाप के रोगी तकरीबन .5 मिनट तक चहलकदमी करें तो यह क्तचाप घटाने में सहायक होगी। वैसे ी इसे सुबह करना चाहिए लेकिन समय हो तो दिन में कभी भी कर सकते हैं। पनी फिटनेस के हिसाब से टहलने ी गति रखें। ज्यादा तेज चलने से क्तचाप बढ़ेगा और धीमे चलने से ोई फायदा नहीं होगा। सही तरीका ही है कि इस गति में आप किसी से ात न करें। इसे सब–मैक्सीमल स्पीड कह सकते हैं।

पहले कुछ समय तक शरीर को वार्मअप करें (धीमी चाल से) फिर अंत भी चाल धीमी करते हुए शरीर ठंडा करें। इस सैर के दौरान ज्यादा पड़ाव न ा। अक्सर कहीं जाने या काम करने की वजह से भी सैर का नियम टूटता है। हाँ भी जाएँ, वहीं सैर करें। यदि ब्रेक हों तो चहलकदमी को धीरे–धीरे 35 नट तक दोबारा लाएँ।

एरोबिक, डांस, टेबल टेनिस व साइक्लिंग भी इन रोगियों के लिए अच्छी । इन्हें आइसोटॉनिक व्यायाम कहते हैं। बी.पी. रोगियों को जिम, भार उठाना, ूकर, धकेलने वाले व्यायाम व कुश्ती आदि से बचना चाहिए।

नियमित चहलकदमी तथा व्यायाम से निम्नलिखित लाभ होंगे:

ारीरिक लाभ

1. बिना थकान के शारीरिक कार्य करने की क्षमता में वृद्धि

2. एंजाइना पर नियंत्रण
3. रक्तचाप पर नियंत्रण
4. रिदम के तालमेल में वृद्धि
5. शरीर के भार पर नियंत्रण
6. वसा वितरण में सुधार
7. फेफड़ों की कार्यक्षमता में सुधार
8. अंगों की कार्यक्षमता में वृद्धि
9. बुढ़ापे में हड्डियाँ कमजोर होने से बचाव
10. सर्द-गर्म सहने की क्षमता में सुधार
11. जोड़ों की सुरक्षा
12. अतिअम्लता में कमी
13. मल-त्याग में सुधार
14. त्वचा में निखार
15. कोरोनरी धमनियों में जमाव व रोक
16. हृदयाघात से बचाव
17. जीवनकाल में वृद्धि

जैव रासायनिक लाभ

1. बुरे कॉलेस्ट्रॉल में कमी
2. अच्छे कॉलेस्ट्रॉल में वृद्धि
3. वसा के स्तर में कमी
4. मधुमेह पर बेहतर नियंत्रण
5. निरंतर थक्के जमने की प्रवृत्ति में कमी
6. हार्मोन के अनुचित स्राव से उत्पन्न तनाव में कमी

मानसिक लाभ

1. ऊर्जा, उत्सुकता व आत्मछवि में निखार
2. उद्वेग व अवसाद घटना
3. तनाव से निपटने की क्षमता
4. बेहतर आराम और नींद
5. नींद की दवाओं व ड्रग्स पर निर्भरता में कमी

सामाजिक-आर्थिक लाभ

1. लाभदायक रोजगार की ओर जल्द वापसी
2. दवाओं के खर्च में कमी

अध्याय - 9

उच्चरक्तचाप की चिकित्सा के लिए दवाएँ

परिचय

- परिचय
- बीपी में लाभदायक एलोपैथिक दवाइयां
- इलाज के दौरान अपने बीपी पर नज़र रखना
- बीपी की दवाओं का ब्लड ग्रुप
- साइड इफैक्ट
- कुछ और बिन्दु

चूंकि उच्चरक्तचाप के कोई भी सामान्य लक्षण उभर कर नहीं आते इसलिए इसके रोगी कोई दवा नहीं लेते। यदि लेते भी हैं तो वह अनियमित होती है। उनके मन में बी.पी. की जांच के लिए भी चिंता होती है, वे अक्सर इस जाँच को टालते हैं। यह अच्छी प्रवृत्ति नहीं है। लंबे समय में इससे और भी नुकसान हो सकता है।

दूसरी समस्या है - दवा शुरू करने में कोताही। यह दीर्घकालीन रोग है इसलिए रोग जानते हैं कि उन्हें ताउम्र या फिर काफी लंबे समय तक दवा खानी पड़ सकती है। वे रोग को जानने के बावजूद दवाएँ खाना टालते रहते हैं।

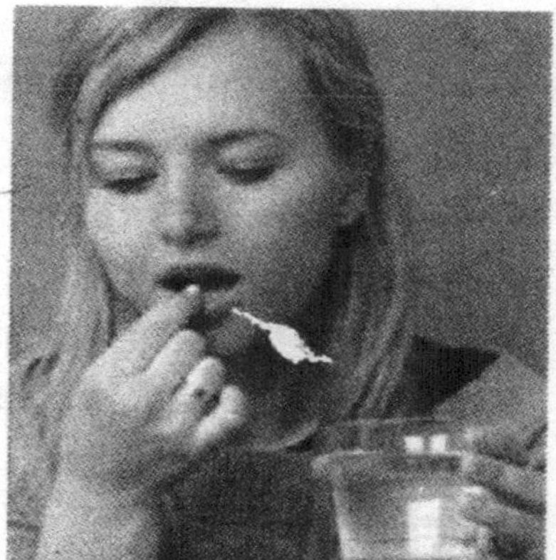

वे जिन जनरल फिजिशियन के पास बी.पी. की जांच के लिए जाते हैं, वे भी इसे गंभीरता से नहीं लेते और यही कहते हैं-"थोड़ा बी.पी. बढ़ा हुआ है, चिंता की कोई बात नहीं है।" कई जी.पी. (जनरल फिजिशियन) अब भी यही मानते हैं कि एक निश्चित आयु के बाद 140/90 mmHg का बी.पी. सामान्य होता है, लेकिन यह सच नहीं है (अब किसी भी आयु के लिए 110/75 या 120/80 को बेहतर माना जाता है) ऐसा

इसलिए होता है क्योंकि वे आधुनिक मेडीकल विज्ञान की अधिक जानकारी न रखते तथा 20-30 साल पुरानी जानकारी से चिपके रहते हैं।

मैं बी.पी. के रोगियों को एक बात साफतौर पर कहना चाहूँगा कि यदि अपने भोजन, जीवनशैली व व्यायाम आदि पर ध्यान दें तो उन्हें सारी उम्र द खाने की जरूरत नहीं पड़ेगी। योग व ध्यान भी सहायक हो सकते हैं। यदि वज ज्यादा है तो वजन घटाना सहायक होगा। मैं ऐसे अनेक रोगियों को जानता जिन्होंने जीवन में इन सभी बातों को अपनाया और एक दिन ऐसा आया, ज उन्हें दवा खाने की जरूरत नहीं रही।

यदि आपका बी.पी. निरंतर 140/90 से ऊपर आए और आप उसे अप प्रयासों से नियंत्रित न कर पाएँ तो डॉक्टर की सलाह से एलोपैथी दवाएँ ले शुरू करें। नियमित रूप से दवा लें तथा बी.पी. की साप्ताहिक जांच करा अपनी जीवनशैली में बदलाव के सुझावों का भी पालन करें। मैं वादा करता कि आप 100% नतीजे पाएँगे। जल्द ही दवा से भी छुटकारा हो जाएगा।

उच्चरक्तचाप में एलोपैथी दवाओं से लाभ

बेशक एलोपैथी दवाओं में रसायन पाए जाते हैं, जिन्हें शरीर के लिए बेह नहीं माना जाता परंतु इनके कुछ निश्चित लाभ भी हैं-

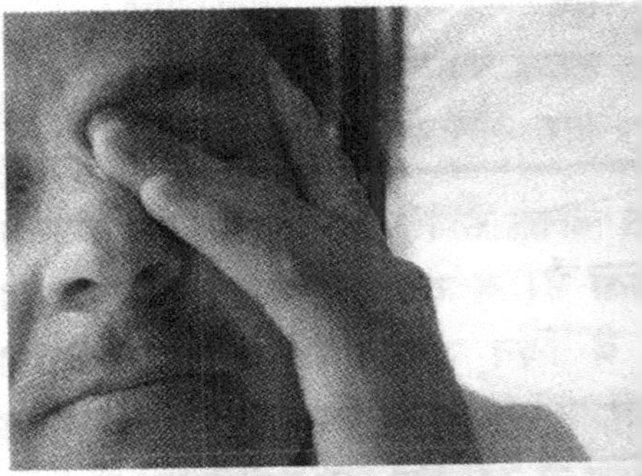

1. ये कभी भी, किसी के भी काम आती हैं।
2. जंतुओं पर इनके प्रयोग करके साइड इफेक्ट आदि का पता लगाया जा चुका है।
3. हम इनकी कार्यविधि जानते हैं।
4. इनकी खुराक जरूरत के हिसाब से कम/ज्यादा हो सकती है।
5. ये 18, 12 या 24 घंटों के तयशुदा समय के लिए काम करती हैं। यदि समय पर लेते रहें तो पूरे 24 घंटे तक बी.पी. नियंत्रित रहेगा।

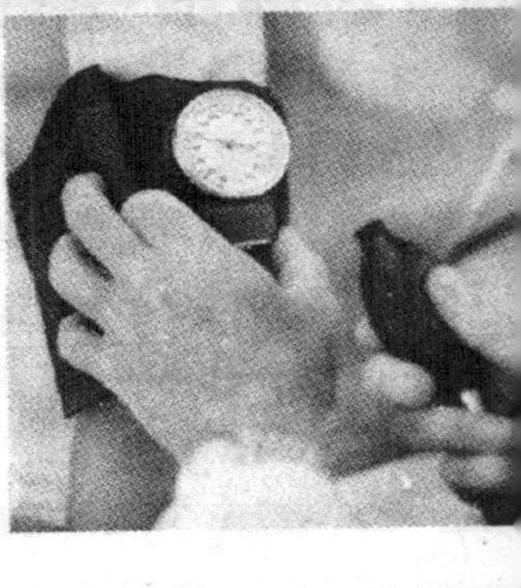

6. खुराक ज्यादा लेने से रसायन के भी साइड इफेक्ट हो सकते हैं। यदि हम किसी दवा की कम खुराक से बी.पी. नियंत्रित नहीं कर पाते तो इसके समूह की दवा शामिल कर सकते हैं। एंटी हाइपरटेंशन दवाओं के 7-8 समूह होते हैं व इनका मैकेनिज्म एक्शन भी अलग होता है - हम दवाओं के मेल से बी.पी. घटा सकते हैं। किसी एक समूह की ज्यादा खुराक लेने से, समूहों का मेल ज्यादा बेहतर होता है।
7. इनका प्रयोग कभी भी रोका जा सकता है।
8. इन्हें पूरे देश में कहीं भी आसानी से खरीद सकते हैं। इन्हें एक गिलास पानी से लेना है।
9. अधिकतर एलोपैथी दवाएँ लेने के 1 घंटे बाद असर दिखाती हैं लेकिन अगर गुस्से या किसी दूसरी वजह से आपका बी.पी. अचानक 200/100 mmHg तक पहुँच जाए तो ऐसी दवाएँ भी हैं तो कुछ मिनटों में बी.पी. घटा सकती हैं। नस में देने वाली दवाएँ भी मिलती हैं।
0. इन दवाओं के लिए आपको किसी खास डॉक्टर या कार्डियोलॉजिस्ट पर निर्भर होने की आवश्यकता नहीं है क्योंकि हर जगह इन्हें एक ही तरीके से दिया जाता है। यदि आप शहर भी बदलेंगे तो दूसरा डॉक्टर आसानी से दवा दे सकता है।

।कित्सा के दौरान बी.पी. की जाँच

जब भी नियमित रूप से दवा ।ा शुरू करें तो बी.पी. का रिकॉर्ड रखें। पहली कुछ साप्ताहिक बी. जांच से पता चलेगा कि दवा ।रगर है या नहीं यदि यह नीचे जा । है या नियंत्रण से बाहर है तो ।क्टर से दवा में बदलाव लाने को ।ें।

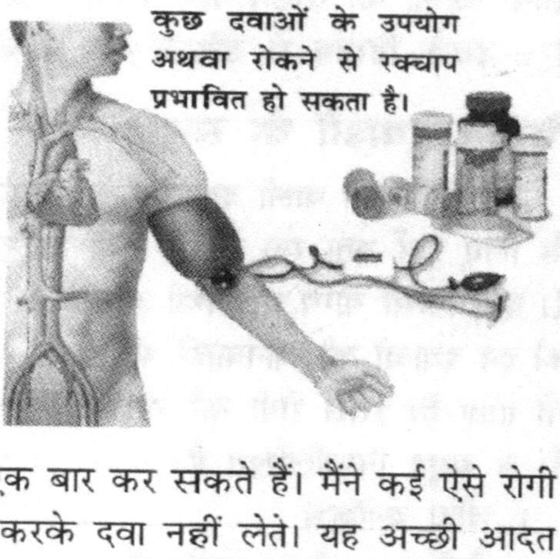

कुछ दवाओं के उपयोग अथवा रोकने से रक्चाप प्रभावित हो सकता है।

बी.पी. 120/80 mmHg तक आ ए तो जांच करना घटा दें, महीने में एक बार कर सकते हैं। मैंने कई ऐसे रोगी । हैं जो उच्चरक्तचाप को नजरंदाज करके दवा नहीं लेते। यह अच्छी आदत । है, इसे बदलना चाहिए। याद रखें कि आपकी उत्तेजना या तनाव के हिसाब रक्तचाप भी प्रतिदिन अलग हो सकता है, फिर चाहे आप इसे भोजन या

व्यायाम के बाद जांचें या फिर सारी रात जागने के बाद। एक ही जांच से संतुष न हों, यदि उच्चरक्तचाप हो तो बार-बार जांचें। यदि सामान्य अवस्था में भ ज्यादा आए तो जान लें कि डॉक्टर के पास जाने का समय आ गया है।

रक्तचाप की जांच बेहद आसान है तथा ज्यादा वक्त भी नहीं लगता आ किसी बी.ए.एम.एस., बी.एच.एम.एस., आर.एम.पी. या नर्स से भी इसकी जां करवा सकते हैं। यदि आपको कोई न मिले तो मैं बी.पी. टेस्ट की मशी (स्पिगमोमेनोमीटर) खरीदने की सलाह दूँगा। इसके साथ स्टेथोस्कोप भी त तथा जांचने का तरीका सीखें। खुद आजमाने के बाद डॉक्टर को भी दिखा ताकि आपको पक्का यकीन हो जाए कि आपको इसे देखना आ गया है। घ में परिवार के किसी सदस्य को बी.पी. जांचना सिखा दें ताकि वे आपकी मद कर सकें।

वैसे स्वचालित बी.पी. उपकरण भी बुरे नहीं हैं पर किसी भी इलैक्ट्रॉनिक यंत्र पर विश्वास करने से पहले उसकी रीडिंग को डॉक्टर की रीडिंग मिलाकर देख लें।

वैसे मैं तनाव ग्रस्त लोगों से भी एक बात कहना चाहूँगा। ऐसे लोग दिन दस बार बी.पी. जांचते हैं। रीडिंग में वे चिंताग्रस्त होते जाते हैं जिससे रक्तचा बढ़ता जाता है। यदि बी.पी. 160/100 mmHg से ज्यादा हो या रोगी को गंभ हृदय रोग हो तो दिन में कई बार बी.पी. जांचना चाहिए। तनावग्रस्त लोगों क उनके बी.पी. की रीडिंग नहीं बतानी चाहिए। कोई रिश्तेदार उसे नोट कर सक है - इसके हिसाब से डॉक्टर दवा में बदलाव लाएँगे।

विस्तृत दवाओं के समूह

बी.पी. घटाने वाली दवाएँ 7-8 समूहों में बाँट सकते हैं। मैं केवल जानका के लिए इन्हें बता रहा हूँ। मैं नहीं चाहूँगा कि रोगी स्वयं इन्हें खाना शुरू क दें। दवा किसी योग्य एलोपैथी डॉक्टर से पूछ कर ही खानी चाहिए। यदि रोगि को इन दवाओं की जानकारी भी हो तो गलती की संभावना घटती है और ला भी होता है। इससे रोगी को संतुष्टि मिलती है कि वह क्या और क्यों खा र है। ये समूह निम्नलिखित हैं:

1. वीटा ब्लॉकर्स
2. कैल्शियम चैनल ब्लॉकर्स
3. ए.सी.ई. इन्हीबिटर्स

4. एंजियोटेन्सिन रिसेप्टर ब्लॉकर्स (ARBs)
5. डाइयूरेटिक्स
6. एल्फा रिसेप्टर ब्लॉकर्स
7. सैंट्रली एक्टिंग ड्रग्स
8. विविध

इन दवाओं में से अंतिम तीन समूह दुर्लभ हैं। इन्हें पुरानी पीढ़ी के डॉक्टर जिन्होंने 30-40 साल पहले एम.बी.बी.एस. की थी) इस्तेमाल करते हैं या फिर ब कभी किसी खास रोगी को ऐसी कोई दवा देनी पड़ती है।

ोटा ब्लॉकर्स (वी.वी.)

वीटा रिसेप्टर को रोकने वाली ये दवाएँ स्नायु तंत्र व हृदय तक पहुँचकर दय गति कम करती हैं। इनसे धमनियों में शिथिलता आती है, हृदय गति का ब्राव घटता है तथा रक्तचाप भी घटता है। वीटा ब्लॉकर्स हृदय रोगियों के विशेष प से लाभदायक हैं।

उदाहरण (ये ट्रेड व कंपनी नेम तथा डोज़ के हिसाब से मिलती हैं)

1. बीटालॉक - (एस्ट्रा) - 25 mg, 50 mg, 100 mg
2. बीटाकार्ड - (टॉरेंट) - 25 mg, 50 mg, 100 mg
3. कोटविस - (यूनीसर्च)
4. स्टेन - (कोपटन) - 25 mg, 50 mg, 75 mg, 100 mg
5. एटीलोल - (थीसिस) - 25 mg, 50 mg, 100 mg
6. टीनोलोल - (आई.पी.सी.ए.) - 12.5 mg, 25 mg, 50 mg, 100 mg
7. सेलोकेन XL (एस्ट्रा) - 25 mg, 50 mg, 100 mg
8. नेवीकार्ड - (टॉरेंट) - 2.5 mg, 5 mg
9. मेटोलर - (सिपला) - 25 mg, 50 mg, 100 mg
0. कॉनकर - (मर्क) - 5 mg, 10 mg
1. कारका - (इन्टास) - 3.125 mg, 6.25 mg, 12.5 mg
2. कार्डीवास - (सनफार्मा) - 3.125 mg, 6.25 mg, 12.5 mg, 25 mg
3. एटकाइंड - (मैनकाइंड) - 50 mg
4. बी.पी. नार्म - (मेडले) - 25 mg, 50 mg, 100 mg
5. कारलॉक - (सिपला) - 3.125 mg, 6.25 mg, 12.5 mg, 25 mg
6. एमवीटा - (इन्टास) - 25 mg, 50 mg, 100 mg
7. गुडप्रेस - XL - (मैनकाइंड) - 25 mg, 50 mg
8. ऑवेटा - (इन्टास) - 25 mg, 50 mg, 100 mg

कैल्शियम चैनल ब्लॉकर्स (CCB)

ये दवाएँ वासोडाइलेटर का एक प्रकार हैं, जो हृदय तथा रक्त नलिकाओं [illegible] ऊत्तकों में कैल्शियम प्रवाह को रोकती हैं, हृदय में तनाव घटाती हैं, र[illegible] नलिकाओं को शिथिल करके रक्तचाप घटाती हैं।

उदाहरण:

1. एमलोडेपिन - (कैंडिला) - 2.5 mg, 5 mg, 10 mg
2. एमलोपिन - (सेन मैड) - 2.5 mg, 5 mg, 10 mg
3. स्टेमलो - (डी. रेड्डी) - 2.5 mg, 5 mg, 10 mg
4. एमलोप्रेस - (सिपला) - 2.5 mg, 5 mg, 10 mg
5. एम कार्ड - (सिस्टोपिक) - 2.5 mg, 5 mg, 10 mg
6. स्मलांग - (एरीसन) - 2.5 mg, 5 mg, 7.5 mg, 10 mg
7. एमटस - (इन्टासा) - 2.5 mg, 5 mg, 10 mg
8. एमलोसेफ - (गेंटिका) - 2.5 mg, 5 mg, 10 mg
9. मायोडुरा - (वॉकहार्डट्) - 2.5 mg, 5 mg, 10 mg
10. डिलज़ेम - (टौरेंट) - 30 mg, 60 mg
11. एंजीज़ेम - (सनफार्मा) - 30 mg, 60 mg
12. कालब्लॉक - (यूनीसर्च) - 10 mg, 20 mg
13. डेपिन - (कैडिला) - 5 mg, 10 mg, 20 mg
14. नीफेडाइन - (निकोलस) - 5 mg, 10 mg
15. लामा - (स्टैडमैन) - 5 mg, 10 mg
16. एमलोकाइंड - (मैनकाइंड) - 2.5 mg, 5 mg, 10 mg

ए.सी.ई. इन्हीबिटर्स (ACE - I)

ये भी एक प्रकार का वासोडाइलेटर हैं जो रक्त में ऐसे तत्त्वों को [illegible] से रोकती हैं, जिनके कारण रक्त नलिकाएँ संकुचित होती हैं। ये रस[illegible] 'एंजियोटेंसिनोजन समूह' कहलाते हैं तथा किडनी से निकलते हैं। यदि एंज[illegible] इन्हें एंजियोटेंसिन II में बदल दें तो बी.पी. बढ़ सकता है। दवाओं का यह स[illegible] ACE (Angiotension Converting Enzyme) को रोकता है।

1. लिस्ट्रिल - (टॉरेंट) - 2.5 mg, 5 mg, 10 mg
2. लीजोरिल (इपका) - 2.5 mg, 5 mg, 10 mg
3. सिप्रिल - (सिपला) - 2.5 mg, 5 mg, 10 mg
4. इनवास - (एच कैडिला) - 10 mg
5. कार्डेस - (एवेंटिस) - 1.25 mg, 2.5 mg, 5 mg, 10 mg

6. रीपेस – (सनफार्मा) – 25 mg, 50 mg, 100 mg
7. रामेस – (एस्ट्रा) – 1.25 mg, 2.5 mg, 5 mg, 10 mg
8. कोवांस – (स्टैनकेयर) – 2.5 mg, 50 mg
9. कोवर्सिल – (सर्डिया) – 2 mg, 4 mg
10. इनके – (निकोलस) – 2.5 mg, 5 mg, 10 mg
11. कैप्टोप्रिल – (बॉकहार्डट्) – 12.5 mg, 25 mg
12. रेमीप्रिल – थेमिस – 1.25 mg, 2.5 mg, 5 mg, 10 mg
13. लिप्रिल – (न्यूपिन) – 2.5 mg, 5 mg, 10 mg
14. कार्डियोप्रिल – (डॉ. रेड्डी) – 1.25 mg, 2.5 mg, 5 mg, 10 mg
15. लोसर – (यूनीसर्च) – 25 mg, 50 mg

जियोटेंसिन II रिसेप्टर ब्लॉकर्स ARBs)

दवाओं का यह समूह अच्छे नतीजे दे रहा है तथा हाइपरटेंशन से जुड़ी टिलताएँ घटा रहा है।

उदाहरण

1. लोसर – (यूनीसर्च) – 25 mg, 50 mg
2. लोसाकार – (जाइडस) – 25 mg, 50 mg
3. लोसाकाइंड – (मैनकाइंड) – 25 mg, 50 mg
4. लोसामैक्स – (इंडोका) – 25 mg, 50 mg

ाईयूरेटिक्स

इन दवाओं में किडनी में मूत्र ज्यादा बनता है, जिससे अतिरिक्त द्रव्य, ानिज लवण व विशेषत: सोडियम आदि बाहर निकल जाते हैं।

1. लेसिक्स – (स्वेंटिस) – 40 mg
2. डाइराइड – (ग्लैम्सो) – 50 mg
3. लैसीलैक्टोन – (स्वेंटिस) – 50 mg
4. स्मीफ्रू – (एल्डर) – 40 mg
5. थालीज़ाइड – (इपका) – 12.5 mg
6. एल्डैकटोन – (आर.पी.जी.) – 25 mg, 50 mg
7. डाइटर – (सिपला) – 10 mg, 20 mg, 100 mg

ल्फा ब्लॉकर्स (AB)

ये दवाएँ एल्फारिरोप्टर्स को हृदय व स्नायु तंत्र तक पहुंचने नहीं देतीं। मनियों में शिथिलता आती है, हृदयगित का दबाव घटता है तथा रक्तचाप भी टता है।

1. मिनीप्रेस – (फिजर) – 2.5 mg, 5 mg
2. प्रोज़ोप्रेस – (सनफार्मा) – 1 mg, 2 mg
3. टेराप्रेस – (इन्टास) – 1 mg, 2 mg, 3 mg

सैंट्रली एक्टिंग ड्रग्स

ये दवाएँ सोडियम अवरोधन के बिना रक्तचाप घटाने की क्षमता रखती है

1. मिथाइलडोपा
   गाइना प्रेस – (मनकाइंड) – 250 mg
2. क्लोनीडाइन
   एरकामाइन – (यूनीसर्च) – 100 mg
   कैटाप्रेस – (रेमीडीज़) – 150 mg

दवाओं का मेल

बी.पी. की दवाओं का असर बढ़ाने व दुष्प्रभाव घटाने के लिए प्रायः ए हाइपरटेंसिव दवाएँ मिलाकर दी जाती हैं। इनके विभिन्न मेल उपलब्ध हैं। इ तरह रोगियों के लिए गोलियों की संख्या भी घटती है – जिसे वे पसंद क हैं। कुछ आम दवाओं के मेल निम्नलिखित हैं:

उदाहरण:

1. एमलोप्रेस AT (CCB + BB) – सिपला – 5+25 mg, 5+50 mg
2. लोसर एच – (ACE - I + हाइड्रोक्लोरोथाईजाइड) यूनीसर्च – 50 + 1 5 mg
3. लोरम – एच – (ACE - I + हाइड्रोक्लोरोथाईजाइड) यूनीसर्च – 50 12.5 mg
4. लोसर – वीटा – (AC - I + BB) यूनीसर्च 50 + 50 mg
5. रैमिक – एम.डी.आर. – जाइन्स लैब (ACE - I + CCB) 25+5 mg
6. रीपेस – ए – एसफार्मा – (ACE - I + BB) 2.5 + 25 mg
7. एमलोकाइंड – एल – (ACEI + CCB) – मैनकाइंड – 5+50 mg
8. एडीपिन प्लस – (CCB-BB) – सेन मैडीकेमेंट्स – 5 + 50 mg
9. एमकार्ड – AT - (CCB-BB) – सिस्टोपिक – 5 + 50 mg
10. एमलो – एटी – प्राइड एच. केयर (CCB-BB) – 5 + 50 mg
11. एमलोकाइंड – (CCB - BB) - AT - मैनकाइंड – 5 + 50 mg
12. एमलांग – ए – (CCB - B) कैरीसन – 5 + 50 + 100 mg
13. स्टोगार्ड – पर्क फार्मा – (CCB-BB) - 5 + 50 + 100 mg
14. वीटाब्लॉक – लाइफ साइंस – (CCB - BB) – 50 + 5 mg

15. एमेक - सिस्टोपिक - (CCB - ACE - I) - 5 + 5 mg
16. एमलोप्रेस - एल - (CCB - ACE - I) - 5 + 5 mg

वाओं के दुष्प्रभाव

सभी एलोपैथिक दवाओं के कोई न कोई दुष्प्रभाव होते हैं। मैं कुछ खास वा समूहों के दुष्प्रभाव दे रहा हूँ पर याद रखें कि यह केवल 1.2% मामलों में सामने आते हैं। यदि आपको कोई भी लक्षण मिलता दिखे तो डॉक्टर से शीघ्र पर्क करें।

अल्फा व बीटा ब्लॉकर्स के दुष्प्रभाव :- थकान, अपच, भूलने की मारी, मांसपेशियों की थकान, ऊर्जा व उत्साह में कमी

ए.सी.ई. इन्हीबिटर्स के दुष्प्रभाव :- सूखी खांसी, बी.पी. गिरना, मुँह के वाद में कमी, सिर चकराना, सिर दर्द, शौच गड़बड़ी, रक्ताल्पता, हाइपर यूकीमिया (पोटेशियम स्तर का सामान्य से अधिक होना)

कैल्शियम चैनल ब्लॉकर्स के दुष्प्रभाव :- कब्ज, जी मिचलाना, सिर घूमना, रदर्द, पसीने आना, थकान, घबराहट, टखनों में सूजन, अनुभूति में कमी

डाइयूरेटिक्स के दुष्प्रभाव :- सिर चकराना, सुनने में मुश्किल, पिंडलियों ऐंठन, एनोरेक्सिया, कमजोरी, आलस, वमन, गठिया, हाइपर ल्यूकीमिया या इफोकैलीमिया आदि।

च्चरक्तचाप दवाओं के सामान्य बिंदु

1. यदि जीवनशैली में पूरे बदलाव के बावजूद 130/90 mmHg तक न आएँ, तभी दवाएँ लें।
2. किसी संबंधी, कैमिस्ट या दूसरे झोला छाप डॉक्टर की राय लेने की बजाए एम.बी.बी.एस. डॉक्टर से ही उच्चरक्तचाप की दवा लें।
3. यदि बाजार में कोई दवा न मिले तो उसका विकल्प लेने से पहले डॉक्टर को दिखाएँ ताकि वे उसे आपकी चिकित्सा योजना के अनुसार जांच ले।
4. रक्तचाप घटाने वाली अनेक दवाएँ हृदयरोगियों को भी दी जाती हैं।
5. तनाव के कारण उच्चरक्तचाप के रोगियों में अचानक बी.पी. बढ़ सकता है। ऐसी स्थिति में एक बी.पी. दवा, बी.पी. को झट से घटा सकती है। वह है (कैप्सूल डेपिन 5mg) इसे जीभ के नीचे रखना है। यदि रक्तचाप अचानक 160/100 mmHg हो जाए तो अपने डॉक्टर से पूछ कर ये दवा लें।

चिकित्सा चार्ट

हाइपरटेंसिव जांच के बाद

↓

जीवनशैली में सुधार लाएँ/बनाए रखें

↓

रक्तचाप (< 120/80 mmHg) लाने का लक्ष्य
मधुमेह व रीनल रोगों में कम लक्ष्य

↓

प्रारंभिक दवा का चुनाव

जटिलता रहित उच्चरक्तचाप जटिल संकेत	डाइयूरेटिक्स, बीटा ब्लॉकर्स डायबिटीज मेलाइड्रान टाईप I व प्रोटीनयूरिया – ए.सी.ई. इन्हीबिटर्स हार्ट फेल – ए.सी.ई. इन्हीविटर्स, डाइयूरेटिक्स मायोकार्डियल इंफ्रेक्शन – बीटा ब्लॉकर्स – ए.सी.ई. इन्हीविटर्स (विद सिस्टोलिक डिस्फक्शन) कम खुराक से शुरुआत, एक गोली रोज) कम खुराक वाला मेल ठीक रहेगा रक्तचाप का लक्ष्य प्राप्त नहीं

↓

लक्षित उच्चरक्तचाप पर नहीं

↓ कोई प्रतिक्रिया नहीं/दुष्प्रभाव

↓ विकल्प :- दूसरे समूह की दवा

↓ अपर्याप्त किंतु सहनीय

↓ दूसरे समूह का कोई एजेंट शामिल करें (जैसे डाइयूरेटिक्स)

↓

वांछित रक्तचाप प्राप्त नहीं

निरंतर दूसरे वर्गों के एजेंट शामिल करना/किसी हाइपरटेंशन विशेषज्ञ से सलाह लेना

अध्याय - 10

उच्चरक्तचाप की जटिलताएँ

यदि उच्चरक्तचाप को लंबे समय तक नियंत्रित न किया जाए तो इसकी अनेक जटिलताएँ हो सकती हैं:

1. हृदय रोग

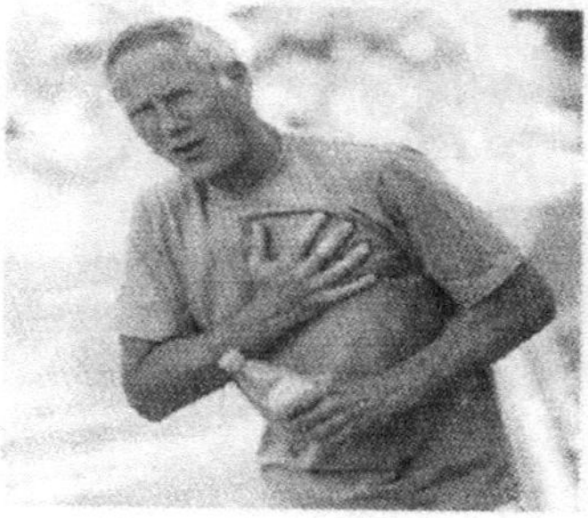

- लेफ्ट वेंट्रीकुलर हाइपरट्रोफी (हृदय के बाएँ कक्ष का फैलाव)
- एंजाइना
- हृदयाघात (मायोकार्डियल इंफैक्शन)
- हार्ट फेल (हृदय की पंपिंग क्षमता घट जाती है व बाकी अंशों तक रक्त नहीं पहुँचा पाता। सभी अंगों को उचित कार्यवाही के लिए ऑक्सीजन चाहिए। यह ऑक्सीजन रक्त के माध्यम से ही मिलती है।

2. मस्तिष्क/स्नायु तंत्र

- **ट्रांसिचेंट इसकेमिक अटैक** :- मस्तिष्क तक अस्थायी रूप से रक्त आपूर्ति न होना : नतीजन रोगी कमजोरी, अंगों में कमजोरी, अंधापन व सुन्नपन महसूस करता है। ये लक्षण कुछ मिनटों से कुछ घंटों तक रह सकते हैं।

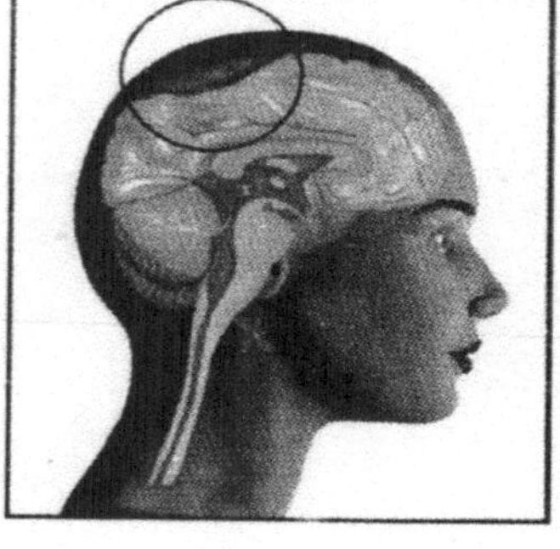

- **पक्षाघात** :- धमनियों में रक्त का थक्का जमने से या मस्तिष्क की कोई धमनी फटने के कारण रोगी अपने होश खो देता है तथा अंगों में कमजोरी आ जाती है। रोगी कोमा में जा सकता है तथा अन्य जटिलताओं के कारण मर भी सकता है।
- **हाइपरटेंसिव एंसीफैलोपैथी** :- हृदय मस्तिष्क

तक पर्याप्त मात्रा में रक्त नहीं पहुँचा पाता जिससे उसे भरपूर मात्रा मे ऑक्सीजन नहीं मिलती। इससे रोगी चिड़चिड़ा हो जाता है, असंबद्ध प्रलाप करता है तथा सिरदर्द की शिकायत हो जाती है।

3. किडनी (गुर्दे)

हाइपरटेंसिव नेफरोपैथी: इसमें किडनी के नेफराइटिस तथ आर्टेरियोसक्लेरोटिक शामिल हैं जो कि किडनी की छोटी नलिकाओं में उच्च दबाव के कारण होते हैं।

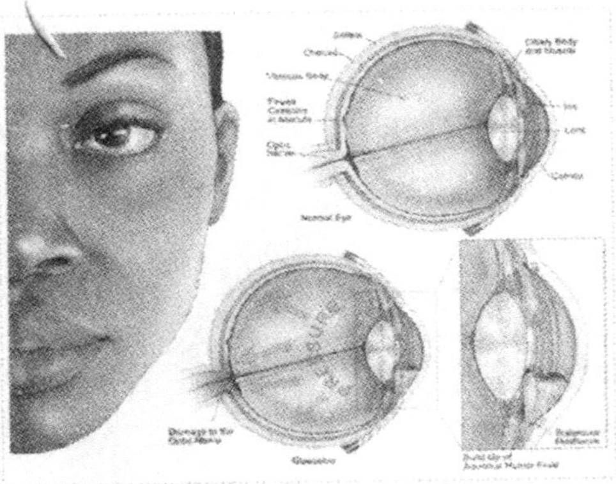

4. आँखें

रेटीनोपैथी: रेटीना आँख की सबसे अंदरूनी सतह है, जो देखने में सहायक होती है। हाइपरटेंशन रेटीना पर असर डालता है, जिससे मरीज अंधा हो सकता है।

5. धमनियों के रोग

हाइपरटेंशन की वजह से इ धमनियों में रूखापन, कड़ापन तथ रुकावट आ जाती है।

यदि इलाज न हो तो 50% उच्चरक्तचाप के रोगी हृदयरोगों से, 33% पक्षाघात से तथा 10-15% गुर्दे के रोगों से मरते हैं। जिनका रक्तचाप बहुत तेज से बढ़ता है, उनकी मृत्यु गुर्दे के रोगों से होती है; जो कि गुर्दे के अन्य रोग से कहीं अधिक हानिकारक होते हैं।

मरीज को समय-समय पर आँखों, गुर्दे और दिल की जांच करा रहना चाहिए।

अध्याय - 11

गर्भावस्था के दौरान रक्तचाप घटाना

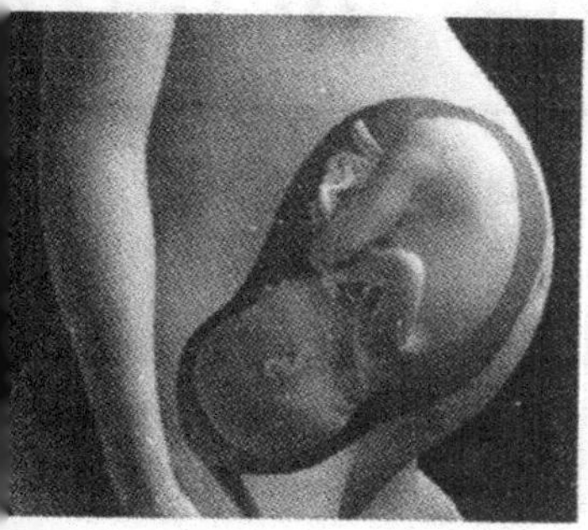

8 से 10% महिलाओं को गर्भावस्था में हाइपरटेंशन की शिकायत हो जाती है। इसमें 140 mmHg या इससे अधिक का सिस्टोलिक बी.पी. तथा 90 mmHg या उससे अधिक की रीडिंग होती है। यह निरंतर हो यानी कम से कम 6 घंटे के अंतराल पर उसी यंत्र से दोबारा बी.पी. जांच कर पुष्टि हो।

इसे दो भागों में बांट सकते हैं:

- प्री-ईक्लैम्पसिया
- ईक्लैंपसिया

प्री-ईक्लैंपसिया: यह गर्भावस्था के 20 सप्ताह बाद होता है। बी.पी. में ामान्य से अधिक वृद्धि, मूत्र में प्रोटीन की वृद्धि (0.3 ग्राम/लीटर से अधिक) ा शरीर में सूजन (ऊत्तकों में द्रव भरना) होती है।

ईक्लैंपसिया: यदि किसी गर्भवती महिला ं उच्चरक्तचाप, मूत्र में प्रोटीन, शरीर की ूजन के साथ मस्तिष्क में कोई परेशानी न ो तो इसे ईक्लैंपसिया कहते हैं।

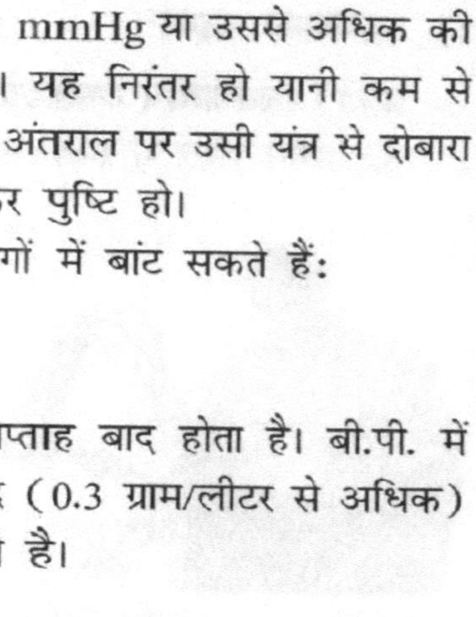

पचार

गर्भावस्था के दौरान होने वाले इस ाइपरटेंशन की चिकित्सा 'डिलीवरी' ही है।

❑

अध्याय - 12

उच्चरक्तचाप प
201 प्रश्न या टिप्

1. सामान्य प्रश्न

प्र. 1: रक्तचाप (ब्लडप्रेशर) क्या है? हमें इसकी आवश्यकता क्यों है

उ.: हमारे शरीर में रक्त की आपूर्ति होती है, जैसे म्यूनिसिपल कॉर्पोरेशन

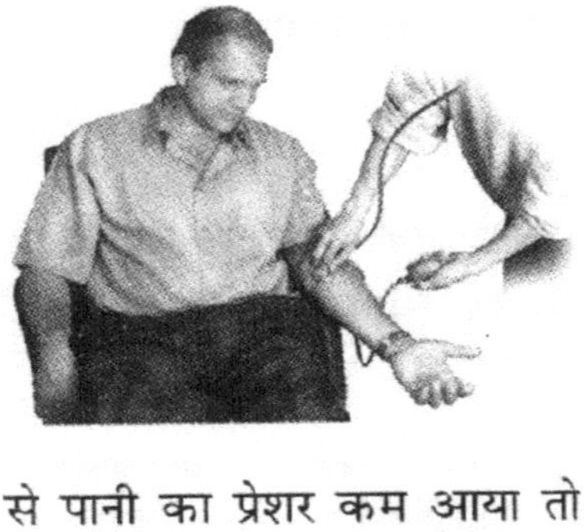

शहर को जल आपूर्ति करता है। इसी त हृदय पूरे शरीर को रक्त पहुँचाता है, इस लिए दबाव का बनना जरूरी है ताकि ह से शरीर के हर हिस्से तक रक्त पहुँच सके हृदय पंप करता है तो सभी रक्त नलिका में रक्त भर जाता है, रक्त का दबाव ब पर पूरे शरीर में रक्त पहुँच जाता है। कुछ इसी तरह है मानो म्यूनिसिपल कॉर्पोरे से पानी का प्रेशर कम आया तो पूरे शहर में पानी नहीं पहुँच पाएगा। इसी त हृदय को भी पूरे शरीर में रक्त प्रवाहित करने के लिए ब्लडप्रेशर आवश्यकता होती है।

प्र. 2: सामान्य रक्तचाप (ब्लडप्रेशर) क्या होता है?

उ.: हमारा सामान्य रक्तचाप 120/80 उउभ्ह है। हालांकि ताजा अध्ययनों अनुसार इसे 115/75 उउभ्ह होना चाहिए।

प्र. 3: हाइपरटेंशन क्या है?

उ.: हाइपरटेंशन मेडीकल शब्द है, जिसका अर्थ है उच्चरक्तचाप। जब र का दबाव 130/90 mmHg को पार कर जाता है तो इसे हाइपरटेंशन कहते

एक सामान्य रोग है जो दुनिया में हर जगह पाया जाता है। भारत में ाइपरटेंशन रोगियों की संख्या; वयस्क जनसंख्या की अनुमानित 8 से 10% है।

प्र. 4: सामान्य रक्तचाप का नया आंकड़ा क्या है?

उ.: जे.एन. कमीशन 2003 ने पता लगाया है कि 115/75 mmHg का क्तचाप आदर्श होता है वे कहते हैं कि यह 120/80 mmHg से कहीं बेहतर । आजकल किसी वयस्क का सामान्य रक्तचाप 115/75 mmHg माना जाने गा है।

प्र. 5: mmHg क्या है?

उ.: इसका अर्थ है मि.मी. ऑफ द मर्करी। रक्तचाप को किसी भी रूप में ाप सकते हैं पर इसे दबाव के रूप में मापना बेहतर होता है, जो कि.मीटर द्वारा क स्तंभ में मर्करी स्तर को बढ़ा सकता है।

प्र. 6: सिस्टोलिक रक्तचाप क्या है?

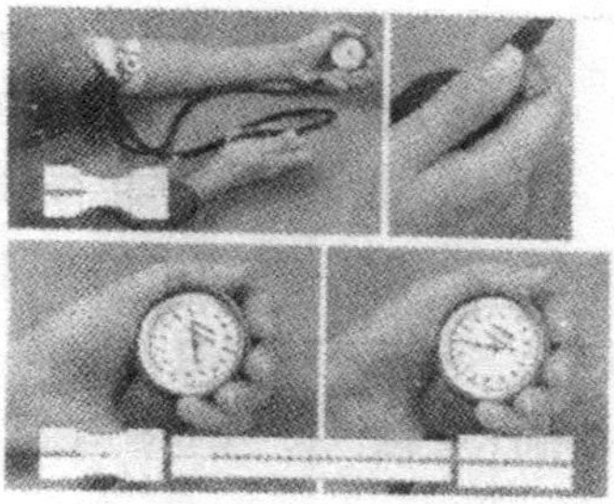

उ.: हमारे शरीर में 5 लीटर रक्त उपस्थित । इसमें से केवल 300-400 कि.मी. हृदय में ता है तथा बाकी पूरे शरीर में संचारित होता । जो शुद्ध रक्त चौथे कक्ष से प्रवाहित होता है इ सिस्टोलिक ब्लडप्रेशर है। इसे 120 mmHg उससे कम होना चाहिए।

प्र. 7: डायस्टोलिक रक्तचाप क्या है?

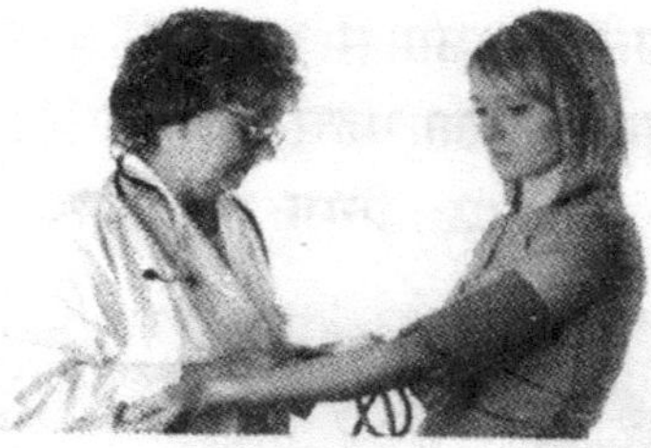

उ.: जब हृदय विश्रामावस्था में होता तो शरीर में रक्त खींच नहीं पाता रक्त शरीर से हृदय तक लाना पड़ता है। उस मय रक्त का दबाव सिस्टोलिक प्रेशर तना ऊँचा नहीं होता। यह धमनियों में ास्थित निम्न दाब होता है, जिसे ायस्टोलिक रक्तचाप' कहते हैं। सामान्य तचाप 80 mmHg है।

प्र. 8: रक्तचाप कैसे मापा जाता है?

उ.: रक्तचाप को स्टेथोस्कोप व बी.पी. मशीन की सहायता से मापते हैं, जिसे फगमोमेथोमीटर' कहते हैं। बाजू के ऊपरी हिस्से में ब्राकिमल धमनी पर कफ ाटा जाता है, जो हाथ को रक्त प्रवाहित करती है। जब हम कफ को फुलाते

हैं तो धमनी का प्रवाह संकुचित हो जाता है। जब हम धीर-धीरे हवा निकाल हैं तो एक ऐसा बिंदु आता है जहाँ धमनी में रक्त का दबाव रक्त प्रवाहित क लगता है, उस समय हम एक आवाज सुनते हैं, जो बी.पी. उपकरण के मी पर नोट करनी पड़ती है। यह सिस्टोलिक रक्तचाप कहलाता है। कुछ देर ब यह आवाज गायब हो जाती है। जहाँ आवाज गायब होती है, वह बिंदु डायस्टोलि रक्तचाप कहलाता है। इस तरह हम रक्तचाप माप सकते हैं।

प्र. 9: मीन ब्लडप्रेशर किसे कहते हैं?

उ.: यह औसत रक्तदाब है जो हमेशा रक्त नलिकाओं व नसों में रहता यह दाब डिस्टोलिक +1/3 सिस्टोलिक व डायस्टोलिक रक्तचाप के अंतर मापा जा सकता है।

मान लें कि सामान्य रक्तचाप 120/80 mmHg है। तो मीन ब्लड प्रेशर हो

80+1/3(120-80)= 80+1/3 × 40 = 93.3 mmHg

प्र. 10: क्या रक्तचाप आयु के अनुसार अलग होता है?

उ.: जी हाँ, बच्चों में अक्सर रक्त का दबाव कम होता है। 18 वर्ष आयु के बाद हम सामान्य रक्तचाप 120/80 mmHg की अपेक्षा रखते हैं। लोग नमक का कम सेवन करते हैं, नियमित व्यायाम करते हैं, अपना व बनाए रखते हैं, तनाव का उचित प्रबंधन करते हैं; उनके लिए हर आयु ब्लडप्रेशर 120/80 से कम होना चाहिए।

प्र. 11: निम्न रक्तचाप में क्या होता है?

उ.: रक्तचाप निम्न होने पर पूरे शरीर में रक्त की आपूर्ति नहीं हो पा इससे हर अंग में रक्त की कमी हो जाती है। ऐसी दशा में व्यक्ति कमजोरी सिर चकराना महसूस करता है। कई बार आंखों के आगे अंधेरा भी छा जाता

प्र. 12: निम्न रक्तचाप का कैसे पता लगाते हैं?

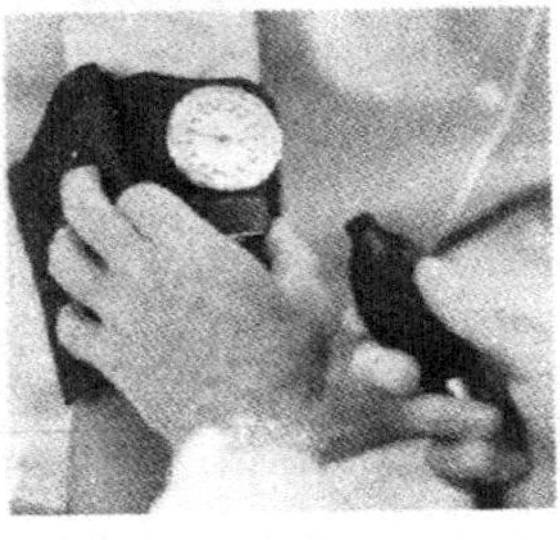

उ.: नियमित रक्तचाप जांच से इसका लगा सकते हैं। यदि रक्तचाप 110/70 mmHg कम आए तो हम इसे निम्न रक्तचाप कह सकते कई लोगों का रक्तचाप इतना ही रहता है पर कोई लक्षण महसूस नहीं होते। ऐसी दशा में हम निम्न रक्तचाप नहीं कहते और इलाज की भी जरु नहीं होती।

प्र. 13: हाइपरटेंशन के ग्रेड क्या हैं?

उ.: उच्चरक्तचाप के ग्रेड हैं:

	सिस्टोलिक (mmHg)	डायस्टोलिक (mmHg)
न्यूनतम	120 या इससे कम	और 80 या कम
सामान्य	129 या इससे कम	और 84 या कम
उच्च सामान्य	130 - 139	और 85-89
हाइपरटेंशन		
स्टेज - 1	140-159	और 90-99
स्टेज - 2	160 - 179	और 100-109
स्टेज - 3	180 या इससे अधिक	और 110 या इससे अधिक

प्र. 14: कौन सा ब्लडप्रेशर अधिक महत्त्व रखता है, सिस्टोलिक या डायस्टोलिक?

उ.: ये दोनों एक-सा महत्त्व रखते हैं। हालांकि आजकल सिस्टोलिक ब्लडप्रेशर को अधिक महत्त्व दिया जाने लगा है। पहले माना जाता था कि यदि डायस्टोलिक रक्तचाप 90 mmHg से अधिक है, तो यह शरीर की धमनियाँ नष्ट करता है पर अब अध्ययनों से पता चला है कि सिस्टोलिक दबाव अधिक महत्त्व रखता है। यदि यह 130 mmHg से अधिक है तो तत्काल चिकित्सा करवाएँ। रक्तचाप को 130 mmHg से ऊपर न रहने दें। आदर्श रक्तचाप 120/80 mmHg है।

प्र. 15: लेबाइल हाइपरटेंशन क्या है?

उ.: तनाव या उद्वेग ग्रस्त रोगियों में रक्तचाप अचानक 200 mmHg तक पहुँच जाता है इसे 'लेबाइल हाइपरटेंशन' कहते हैं।

यह अक्सर तनाव की वजह से ही होता है।

प्र. 16: प्री-हाइपरटेंशन क्या है?

उ.: यह एक ऐसी अवस्था है जिसमें रक्तचाप थोड़ा-सा ही ऊपर होता है इसे स्टेज-I हाइपरटेंशन भी कहते हैं, जो कि मेटाबॉलिक सिंड्रोम के कारण होता है। इसमें रक्तचाप 140/90 mmHg से कम होना चाहिए। प्री-हाइपरटेंशन के लिए किसी दवा की आवश्यकता नहीं होती। इसे आहार तथा तनाव से नियंत्रित कर सकते हैं।

प्र. 17: जे.एन.सी. किसे कहते हैं? वे किस आधार पर हाइपरटेंशन की ग्रेडिंग बदलते हैं?

उ.: जे.एन.सी. का अर्थ है 'ज्वाइंट नेशनल कमेटी'। इसे दुनिया भर के

हृदय रोग विशेषज्ञों ने मिलकर बनाया है। इसे प्रतिवर्ष नए शोध प्रकाशित करने होते हैं। अब तक इसने हाइपरटेंशन पर सात अध्ययन प्रस्तुत किए हैं तथा अंतिम अध्ययन में कहा गया कि हर आयु में रक्तचाप 115-75 mmHg होना चाहिए। ये कमेटी जीवनशैली में बदलाव, आहार नियंत्रण तथा व्यायाम की अनुशंसा देती है ताकि रक्तचाप सामान्य अवस्था में नियंत्रित रखा जा सके।

प्र. 18: कई डॉक्टर अब भी यही मानते हैं कि 140/90 mmHg का ब्लडप्रेशर सामान्य है, क्या यह ठीक है?

उ.: नहीं, यह ठीक नहीं है। कई बार डॉक्टरों तक ताजा जानकारी पहुँच नहीं पाती। पुराने अध्ययन के अनुसार 140/90 mmHg के रक्तचाप को सामान्य माना जाता था। कई डॉक्टर पुराने शोध के हिसाब से रोगियों की चिकित्सा करते हैं व कहते हैं कि 140/90 mmHg की रीडिंग सामान्य है।

प्र. 19 माना जाता है कि आयु +100 ही सिस्टोलिक रक्तचाप होता है, क्या यह ठीक है?

उ.: नहीं, यह ठीक नहीं है। पहले कहते थे कि उम्र बढ़ने के साथ-साथ रक्तचाप बढ़ता है। 50 वर्ष की आयु में 150 mmHg को सामान्य माना जाता था लेकिन अब यह मान्यता बदल गई है। 70 वर्ष की आयु में आदर्श रक्तचाप 120/80 mmHg होना चाहिए।

2. पहचान, संकेत व लक्षण

प्र. 20:: स्टेथोस्कोप से रक्तचाप जांचते समय हम कौन-सी आवाजें सुनाई देगी?

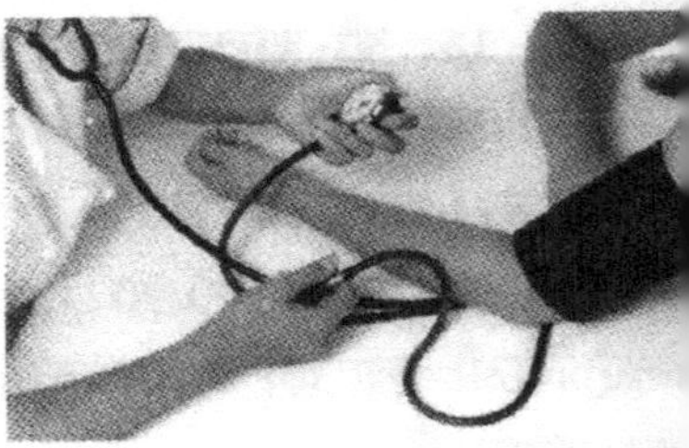

उ.: स्टेथोस्कोप से रक्तचाप की जांच करते समय हम तेज सी आवाज सुनते हैं जो कुछ देर के बाद गायब हो जाती हैं। जिस बिंदु पर यह आवाज शुरू होती है, वह सिस्टोलिक रक्तचाप होता है तथा जहाँ बंद होती है, वह डायस्टोलिक रक्तचाप होता है।

प्र. 21: क्या हम स्टेथोस्कोप के बिना रक्तचाप की जांच कर सकते हैं?

उ.: जी हाँ, ऐसा कर सकते हैं। लेकिन केवल सिस्टोलिक रक्तचाप मा

जा सकता है तथा रीडिंग अनुमानित होगी। इसके लिए कफ फुलाने से पहले हमें कलाई के पास 'ब्राकियल धमनी' को खोजना होगा इसके बाद आपको कफ को सिस्टोलिक दबाव से ऊपर तक फुलाना होगा फिर हवा धीरे-धीरे निकलेगी। जिस पहले पल में हम धमनी को महसूस करते हैं, वही सिस्टोलिक ब्लडप्रेशर है। यह रीडिंग मर्करी कॉलम से ले सकते हैं।

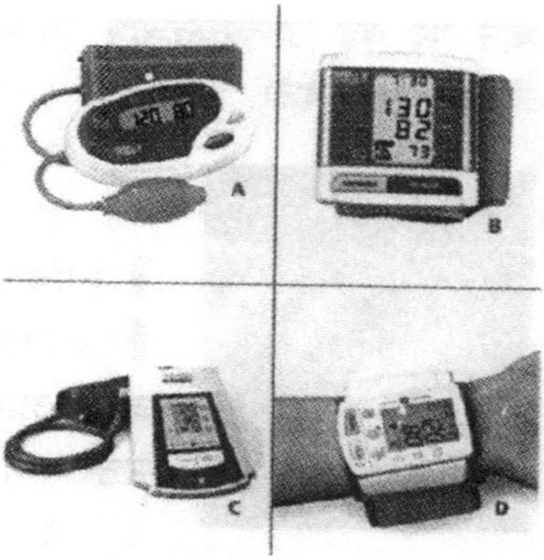

प्र. 22: क्या हम स्टेथोस्कोप व ब्लडप्रेशर मशीन की मदद से अपना रक्तचाप माप सकते हैं? क्या मेरे परिवार के सदस्य इसे माप सकते हैं?

उ.: जी हाँ, हम स्टेथोस्कोप की मदद से रक्तचाप माप सकते हैं। कफ को कुहनी पर स्वयं बांधने में थोड़ी दिक्कत होगी। हालांकि कुछ पट्टे ऐसे भी आते हैं, जिन्हें स्वयं बांध सकते हैं। यदि यह सही जगह बंध जाए तो रक्तचाप आसानी से माप सकते हैं। परिवार के सदस्य भी इसे देख सकते हैं उन्हें सिर्फ जांच का सही तरीका सीखना होगा।

प्र. 23: बाजार में रक्तचाप मापने के कौन से यंत्र मिलते हैं? कौन-सा बेहतर है?

उ.: ब्लडप्रेशर मशीनें तीन तरह की हैं:

1. मर्करी मेनोमीटर
2. डायल टाइप मेनोमीटर
3. इलैक्ट्रॉनिक ब्लड प्रेशर अपरेटस

इनमें से मर्करी मेनोमीटर तथा डायल टाइप मेनोमीटर अधिक प्रामाणिक हैं। इलैक्ट्रॉनिक मशीन में हमेशा 5.6 मि.मी. मर्करी की गलती होती है इसलिए इससे अनुमानित रीडिंग मिलती है। ये भी दो तरह के होते हैं: एक में आप बाजू पर कफ बांध कर बटन दबाते हैं तथा दूसरे में घड़ी की तरह कलाई पर पहनते हैं। इलैक्ट्रॉनिक उपकरण खरीदने से पूर्व इसकी रीडिंग, हस्तचालित ब्लडप्रेशर उपकरण से जांच लें।

प्र. 24: उच्चरक्तचाप के दौरान क्या होता है?

उ.: उच्चरक्तचाप के दौरान सिर में दर्द होता है तथा चेहरा भी लाल पड़ सकता है हालांकि सिरदर्द होने पर भी लोग ब्लडप्रेशर नहीं मापते। जांच

होने पर वह उच्चरक्तचाप निकलता है। ऐसे रक्तचाप में कोई निश्चित लक्षण दिखाई नहीं देते।

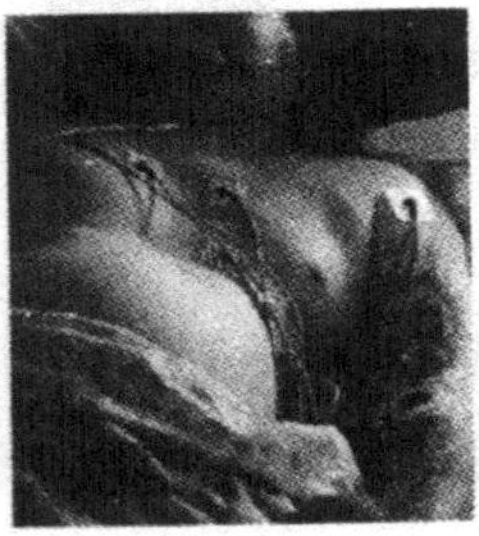

प्र. 25: उच्चरक्तचाप के क्या कारण हैं?

उ.: हाई बी.पी. का सामान्य कारण अब भी अज्ञा है लेकिन तनाव इसके विकास में अहम भूमिका रखत है हालांकि मोटापा, व्यायाम की कमी, आनुवांशिकत तथा आहार भी हाइपरटेंशन या उच्चरक्तचाप के लि उत्तरदायी हैं।

प्र. 26: उच्चरक्तचाप के लक्षण क्या हैं?

उ.: आमतौर पर हल्के से माध्यम हाइपरटेंशन में कोई लक्षण नहीं दिख 1/3 लोगों को तो अपने रोग का पता तक नहीं चलता। रोगी को छाती में द सांस लेने में तकलीफ, थकाने, त्वचा के लाल या पीला पड़ने, नाक से ख निकलने, कानों में सीटियाँ सुनना, नपुंसकता, सिरदर्द व सिर चकराने जैसे लक्ष महसूस हो सकते हैं।

प्र. 27: उच्चरक्तचाप को कैसे पहचानें?

उ.: यदि किसी भी अवसर पर रक्तचाप की रीडिंग 120/80 mmHg ऊपर आए तो इसे कई बार दोबारा मापना चाहिए। यदि यह सामान्य से अधि आती है, तो उसे उच्चरक्तचाप माना जाएगा।

प्र. 28: प्राइमरी हाइपरटेंशन किसे कहते हैं?

उ.: 90 से 95% मामलों में प्राइमरी हाइपरटेंशन होता है, जिसका को कारण नहीं पता। निम्नलिखित कारकों को उत्तरदायी माना जा सकता है क्यों ये उच्चरक्तचाप का खतरा बढ़ा देते हैं; तनाव, पारिवारिक इतिहास, मोटाप धूम्रपान, शारीरिक गतिविधियों की कमी, अधिक कॉफी पीना, मधुमेह, कैल्शिय व मैग्नीशियम की कम मात्रा लेना तथा नमक युक्त आहार आदि।

प्र. 29: सैकेंड्री हाइपरटेंशन किसे कहते हैं?

उ.: इस अवस्था में रक्तचाप का कारण ज्ञात होता है; जैसे-स्लीप पनिय किडनी की समस्या, एंडोक्राइन रोग, लीवर का शिरोसिस, गर्भावस्था, एन.ए आई.डी., स्टीरॉयड्स, धूम्रपान व मदिरापान आदि। यह किसी रोग या अव्यवस में भी हो सकता है। इसे नियंत्रित किया जा सकता है।

प्र. 30: व्हाइट कोट हाइपरटेंशन किसे कहते हैं?

उ.: कुछ लोग जाने-अनजाने ब्लडप्रेशर की जांच के समय काफी उत्तेजि

ो जाते हैं। अक्सर मेडीकल जांच के समय बी.पी. हाई होता है, वैसे सामान्य हता है। इसे 'व्हाइट कोट हाइपरटेंशन' कहते हैं। यदि आप भी इससे ग्रस्त हैं ो घर पर ही रीडिंग लेकर रिकॉर्ड रखें।

प्र. 31: उच्चरक्तचाप के रोगी को कौन-कौन सी जांच कराने की लाह दी जाती है?

उ.: हमें सबसे पहले किडनी के रोगों पर ध्यान देना चाहिए। हम स्टीरॉयड ार्मोन की भी जांच कर सकते हैं। इनके अलावा रोगी को ब्लडशुगर के स्तर, ीरम कॉलेस्ट्रॉल व हाईग्लिसराइड की भी जाचं करानी चाहिए। यूरिन टेस्ट व लड काउंट भी हो सकते हैं। सभी रोगियों को ई.सी.जी. व हृदय के फैलाव की ांच के लिए एक्स-रे भी कराना चाहिए।

प्र. 32: एम्बुलेटरी रक्तचाप जांच किसे कहते हैं?

उ.: ऐसे रोगियों का रक्तचाप डॉक्टर के पास पहुँचते ही तेज हो जाता है किन सोते या आराम करते समय सामान्य रहता है। ऐसे लोगों को 'एम्बुलेटरी क्तचाप मशीन' पहनने की सलाह दी जाती है। इसे शरीर पर पहना जाता है, ह सारा दिन ब्लडप्रेशर की जांच करती है यदि रीडिंग अधिक आए तो इसे हाई लडप्रेशर माना जाता है।

प्र. 33: मर्करी या डायल टाइप; कौन-सी मशीन बेहतर है?

उ.: मर्करी टाइप मशीन को बेहतर कह सकते हैं। पहले डॉक्टर इसे ही स्तेमाल करते थे आजकल सुविधा के लिहाज से डायल टाइप का प्रयोग करने गे हैं।

प्र. 34: क्या हम इलैक्ट्रॉनिक बी.पी. मशीन की जांच को प्रामाणिक ान सकते हैं?

उ.: ऐसा नहीं कि ये मशीनें प्रामाणिक रीडिंग नहीं देतीं लेकिन इन्हें खरीदते मय ध्यान रखें कि उपकरण में कोई खराबी न हो।

प्र. 35: रक्तचाप कितनी बार मापा जाना चाहिए?

उ.: सामान्य रक्तचाप वाले, महीने में एक बार माप सकते हैं लेकिन च्चरक्तचाप व हृदय रोगियों को ज्यादा बार मापना चाहिए। यदि रक्तचाप बहुत ादा हो तो प्रतिदिन जांचना चाहिए। दवाएँ लेने के बाद नियमित रिकॉर्ड रखना गा लेकिन इसे हर कुछ घंटे बाद नहीं मापना चाहिए।

हाइपरटेंशन की चिकित्सा

प्र. 36: ब्लडप्रेशर-चिकित्सा का लक्ष्य क्या होना चाहिए?

उ.: इसका मुख्य लक्ष्य यही होना चाहिए कि रक्तचाप के स्तर को घटाक 120/80 mmHg से नीचे लाया जाए। यदि यह 140/90 mmHg से अधिक न है तो इसे आहार, संयम, व्यायाम तथा तनाव प्रबंधन से सुधारा जा सकता लेकिन यह फिर भी ऊँचा बना रहे तो इसे घटाने के लिए दवाएँ लेनी चाहि

प्र. 37: हाइपरटेंशन की चिकित्सा कैसे हो?

उ.: इसका कई तरीकों से इलाज हो सकता है। यदि सामान्य से थो अधिक है तो जीवनशैली में बदलाव तनाव प्रबंधन तथा आहार में संयम काफी है लेकिन यह 130/80 से अधिक है तो इन परहेजों के साथ-साथ द भी शुरू कर देनी चाहिए।

प्र. 38: हाइपरटेंशन में दवाओं की क्या भूमिका है?

उ.: दवाएँ कई तरह से हाइपरटेंशन घटाने में मदद करती हैं। कई दव धमनियों में कैल्शियम ऑयल के रिसाव को रोकती हैं। ये एंजियोटेनसिन हाम को बनने से रोकती हैं, रक्त में से सोडियम आदि को निकालती हैं इस तरह रक्तचाप का स्तर सामान्य बनाए रखती हैं। इन दवाओं को लंबे समय तक खा पड़ता है।

प्र. 39: हाइपरटेंशन के लिए कौन-सी दवाएँ ले सकते हैं?

उ.: यह एक आम रोग बन गया है। कई रोगी तो जान ही नहीं पाते कि उ हाइपरटेंशन है, पर जो अपने उच्चरक्तचाप के बारे में जानते हैं, वे दवा लेते उच्चरक्तचाप घटाने के लिए एल्फा एंड बीटा ब्लॉकर्स, कैल्शियम चैन ब्लॉकर्स, ए.सी.ई. सैंट्रल एक्टिंग एजेंट व डाईयूरेटिक्स आदि दवा समूह इस्तेम किए जाते हैं।

प्र. 40: डाईयूरेटिक्स किन्हें कहते हैं? कुछ उदाहरण दो।

उ.: ये उन दवाओं का नाम है जो शरीर में द्रव की मात्रा घटाने में सहाय होती हैं। आजकल इनका काफी प्रयोग हो रहा है। इनकी सहायता से मूत्र में सोडियम की अधिक मात्रा आ जाती है। सोडियम रक्त में से पानी की मात्रा घटा देता है जिससे धमनियों में जाने वाले रक्त की मात्रा में कमी आ जाती है। इस तरह रक्तचाप भी घट जाता है। कुछ सामान्यतः प्रयोग में आने वाले डाईयूरेटिक्स निम्नलिखित हैं:

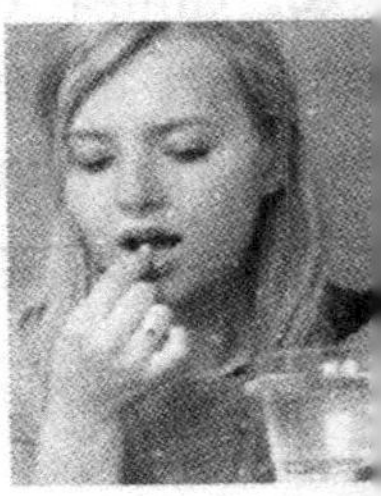

1. थियाज़ाइड्स : डियूरिल, हाईग्रोटोन, ओरेटिक, डियूलो ज़ेरेक्सोलिन
2. लूप (अधिक मात्रा में सोडियम का निकलना) : लेसिक्स, एडीक्रिन, ब्यूमेक्स, डीमाडेक्स
3. पोटाशियम स्पेरिंग : मीडामोर, एल्डेकरोन, डायरेनियम।

प्र. 41: बीटा ब्लॉकर्स क्या हैं? कुछ उदाहरण दें।

उ.: बीटा ब्लॉकर्स नॉर–एड्रेनालिन हार्मोन के प्रभाव को रोक कर रक्तचाप घटाने में सहायता कहते हैं। वे हृदय गति तेज करने वाले तथा रक्त नलिकाओं के संकुचन व फैलाव के उत्तरदायी बीटा रिसेप्टर्स के प्रभाव को भी घटाते हैं। पहले कोरोनरी हृदय रोगों के लिए इस दवा का प्रयोग होता था लेकिन फिर इसे हाइपरटेंशन चिकित्सा के लिए अधिक प्रभावी माना जाने लगा; जैसे–टैनरोमिन, इंडीरल, टेनोलोल, स्टीकैड, स्टेथ व बीटा कार्ड आदि।

प्र. 42: अल्फा ब्लॉकर्स क्या हैं? कुछ उदाहरण दो?

उ.: अल्फा ब्लॉकर्स शरीर में एड्रेनालिन व नॉर–एड्रेनालिन के प्रभाव को घटाते हैं। ये हार्मोन रक्त नलिकाओं को संकुचित कर देते हैं जिससे हृदय को अधिक मेहनत करनी पड़ती है। हृदय गति बढ़ने से रक्तचाप भी बढ़ता है। ये मूत्र के प्रवाह को सुधारते हैं जो कि प्रोस्टेट रोगी के लिए अच्छा है। इसके उदाहरण हैं: हाइट्रिन, कारडूरा व मिनीप्रेस आदि।

प्र. 43: कैल्शियम चैनल ब्लॉकर्स क्या हैं? कुछ उदाहरण दो।

उ.: हमारे शरीर में छोटे चैनल वाली कई कोशिकाएँ होती हैं, जिन्हें 'कैल्शियम चैनल्स' कहते हैं। जब कैल्शियम इन चैनलों से प्रवाहित होता है तो कोशिकाओं की मांसपेशियाँ सिकुड़ती हैं तथा धमनियाँ संकरी हो जाती हैं, इससे रक्तचाप बढ़ता है। इन दवाओं से धमनियाँ रक्त प्रवाह के लिए सुचारू होती हैं तथा रक्त प्रवाह घटता है। उदाहरण – एमकार्ड, एमडेपिन, एमलो, एमलोडैक, एमलोप्रेस, एमलोवास आदि।

प्र. 44: ए.सी.ई. इन्हीबिटर्स क्या है? कुछ उदाहरण दो।

उ.: ये एंजियोटेन्सिन में बदलने वाले एंजाइम होते हैं। ये दो शब्दों से बना – एंजियो–रक्त नलिकाएँ तथा टेनसिन दबाव। एंजियोटेन्सिन एक तत्त्व है, जो रक्त नलिकाओं को संकुचित कर रक्तचाप बढ़ाता है। ए.सी.ई. इन्हीबियर्स इनके निर्माण को घटाते हैं तथा रक्त प्रवाह को सुचारू बनाते हैं। उदाहरण : रैमेक, लस्टिल, इनेस, एनवास, एसीटेन, कैपोट्रिल आदि।

प्र. 45: एंजियोटेन्सिन II रिसेप्टर ब्लॉकर्स क्या होते हैं? कुछ उदाहरण दो।

उ.: एंजियोटेन्सिन II रिसेप्टर ब्लॉकर्स नई दवा है जो हाइपरटेंशन को नियंत्रित करती है। यह शरीर में एंजियोटेन्सिन को भी बनने नहीं देती। उदाहरण: लोसर, लोसर एच, लोसाकार, रीपेक, तोज़ार, रीपेक-एच आदि।

प्र. 46: सैंट्रल एक्टिंग ड्रग्स कौन से होते हैं? कुछ उदाहरण दो?

उ.: सैंट्रल एक्टिंग एजेंट मस्तिष्क को स्नायु तंत्र तक, हृदय गति बढ़ाने व रक्त नलिकाओं को संकुचित करने का आदेश नहीं भेजने देते। उदाहरण - एरकामिन, कैटाप्रेस, टेनेक्स, एल्डीमेट, सरपासिल आदि।

प्र. 47: वासो डाईलेटर्स क्या होते हैं? कुछ उदाहरण दो।

उ.: वासो डाईनेटर्स दवाएँ गंभीर हाइपरटेंशन की चिकित्सा में काम आती हैं। ये धमनियों की मांसपेशियों की दीवारों पर सीधा काम करती हैं। उन्हें सख्त होने व सिकुड़ने से बचाती हैं। उदाहरण :- कार्डिक, नाइट्रीपिन, फेलोगेरिस, कैल्सीगार्ड, डेपिन, मयोगार्ड व नाइफडाइन आदि।

प्र. 48: आपातकाल में हाइपरटेंशन को कैसे संभालें?

उ.: एंटी हाइपरटेंशन दवाएँ लेने पर 30 मिनट तक असर दिखाती है इसलिए इन्हें आपातकाल में प्रयोग नहीं कर सकते। ऐसी अवस्था में रोगी को आराम करने दें व उसे जीभ के नीचे दवा रखने को कहें। इससे रक्तचाप फौरन घट जाएगा। उसे एंटी-एंग्जाइटी इंजेक्शन भी दे सकते हैं इससे भी रक्तचाप घटाने में सहायता मिलेगी।

प्र. 49: उच्चरक्तचाप घटाने की दवा कितने समय तक चलती है?

उ.: उच्चरक्तचाप घटाने की दवाएँ पर्याप्त समय तक लेनी चाहिए। कई बार लोग सोचते हैं कि 10-15 दिन लगातार दवा लेकर पूरा इलाज हो गया लेकिन बदकिस्मती से ये दवाएँ केवल रक्तचाप को सामान्य रूप से नियंत्रित रखने में सहायक होती हैं। रक्तचाप नियंत्रित होने पर इनकी मात्रा घटा सकते हैं।

प्र. 50: क्या हाइपरटेंशन दवाओं के दुष्प्रभाव भी होते हैं?

उ.: जी हाँ, सभी एलोपैथिक दवाओं के कुछ न कुछ दुष्प्रभाव होते हैं लेकिन इसके बावजूद उच्चरक्तचाप के रोगी को ब्लडप्रेशर नियंत्रित करने के लिए इन्हें लेना ही चाहिए।

प्र. 51: 'डाईयूरेटिक्स' के क्या दुष्प्रभाव हैं?

उ.: यदि डाईयूरेटिक्स की अधिक मात्रा ले ली जाए तो कमजोरी आ जाती है और सिर चकराने लगता है। इनसे हाई ब्लड शुगर, कॉलेस्ट्रॉल व यूरिक एसिड लेबल भी होता है। इनके कारण भविष्य में गठिया भी हो सकता है।

प्र. 52: बीटा ब्लॉकर्स के क्या दुष्प्रभाव हैं?

उ.: इन दवाओं के सभी बी.पी. दवाओं की तुलना में अधिक दुष्प्रभाव होते हैं। जिनमें थकान, हाथ ठंडे पड़ना, सोने में तकलीफ, सेक्स की इच्छा में कमी तथा ट्राईग्लिसराइड स्तर में वृद्धि भी शामिल हैं। वैसे गंभीर दमा रोगियों को ये दवाएँ खाने की सलाह नहीं दी जाती।

प्र. 53: ए.सी.ई. इन्हीबिटर्स के क्या दुष्प्रभाव हैं?

उ.: इनके दुष्प्रभावों में सूखी खांसी, खरोंचें, भूख कम लगना तथा मुँह का जायका बदलना आदि शामिल हैं। गुर्दे के गंभीर रोगियों को ये दवाएँ नहीं दी जातीं।

प्र. 54: एंजियोटेन्सिन II रिसेप्टर ब्लॉकर्स के क्या दुष्प्रभाव हैं?

उ.: इनके काफी कम दुष्प्रभाव हैं पर इनके कारण सिर चकराना, नाक बंद होना, टाँगों व पीठ में दर्द, डायरिया, अपच व अनिद्रा रोग हो सकते हैं। गुर्दे के रोगियों तथा गर्भावस्था में एंजियोटेन्सिन II रिसेप्टर ब्लॉकर्स नहीं दिए जाते।

प्र. 55: अल्फा ब्लॉकर्स के क्या दुष्प्रभाव हैं?

उ.: इनके दुष्प्रभावों में सिरदर्द, जी मिचलाना, कमजोरी व हृदय दर में कमी शामिल हैं।

प्र. 56: सैंट्रल - एक्टिंग एजेंट्स के क्या दुष्प्रभाव हैं?

उ.: इनके दुष्प्रभावों में थकान, उनींदापन, मुँह सूखना, सिर दर्द, वजन बढ़ना तथा अवसाद जैसे मानसिक लक्षण शामिल हैं।

प्र. 57: वालोडिलेटर्स के क्या दुष्प्रभाव हैं?

उ.: इनके कारण पेट की तकलीफें, उनींदापन, सिर चकराना, नाक बंद होना, शरीर पर अधिक बाल उगना व मसूड़े फूलने की दिक्कत हो सकती है।

प्र. 58: क्या लंबे समय तक हाइपरटेंशन की दवा लेना सुरक्षित है?

उ.: जी हाँ, लंबे समय तक ये दवाएँ लेना सुरक्षित है क्योंकि ये रक्तचाप को नियंत्रित रखती हैं। इनके दुष्प्रभाव भी सीमित होते हैं।

प्र. 59: क्या ये दवाएँ मिलाकर ले सकते हैं?

उ.: जी हाँ, ये दवाएँ मिलाकर ले सकते हैं। कई बार कोई एक दवा रक्तचाप को नियंत्रित नहीं कर पाती। ऐसे मामलों में खुराक बढ़ाने से दुष्प्रभाव भी बढ़ते हैं। दवाओं का समूह बनाकर लेना ही बेहतर रहता है, इससे कम से कम दुष्प्रभावों के साथ रक्तचाप नियंत्रित कर सकते हैं।

प्र. 60: क्या ब्लडप्रेशर की दवा जीवन में कभी भी लेना रोक सकते हैं?

उ.: यदि रक्तचाप 120/80 या उससे नीचे आ जाए तो दवा लेना कभी भ रोक सकते हैं लेकिन दवाएँ रोकने से पहले तय कर लें कि दवा बंद करने के बाद रक्तचाप नहीं बढ़ेगा। इसके अलावा योग, ध्यान तथा व्यायाम भी कर रहना चाहिए ताकि रक्तचाप नियंत्रण में सहायता मिल सके।

यदि व्यक्ति नियम से योग, ध्यान तथा व्यायाम के साथ रक्तचाप व 120/80 mmHg से नीचे रख सकता है तो ये दवाएँ रोकी जा सकती हैं।

प्र. 61: क्या रक्तचाप 120/80 mmHg तक आने के बाद दवाओ की मात्रा घटानी चाहिए?

उ.: जी हाँ, रक्तचाप 120/80 mmHg या उससे नीचे आते ही रक्तचा की दवाओं की मात्रा घटा सकते हैं लेकिन अगर दवा घटाते ही रक्तचाप फि से बढ़ने लगे तो ऐसी दशा में दवाओं की मात्रा नहीं घटा सकते।

प्र. 62: यदि रक्तचाप 120/80 mmHg हो तो क्या करें?

उ.: यह रक्तचाप की सामान्य दर है। इस दर को भविष्य में बनाए रखने क प्रयास करना चाहिए। आप योग, व्यायाम, ध्यान तथा पर्याप्त आहार से इसे बना रख सकते हैं। तनाव उच्चरक्तचाप का प्रमुख कारक है, इसे नियंत्रित कर लें बेहतर होगा।

प्र. 63: यदि रक्तचाप 120/80 mmHg से नीचे चला जाए तो क्या करें?

उ.: यदि रक्तचाप 120/80 mmHg से थोड़ा नीचे चला जाए तो चिंता क कोई बात नहीं है, यह शरीर में एंटीहाइपरटेंसिव दवाओं के असर से हो सक है लेकिन यह 40/60 mmHg तक नीचे चला जाए और कमजोरी व घबराह हो तो खुराक घटा दें। यदि कोई दवा नहीं ले रहे तो एक कप चाय/कॉफी लें, इससे रक्तचाप नियंत्रित करने मे सहायता मिलेगी।

4. आहार व हाइपरटेंशन

प्र. 64: क्या हाइपरटेंसिव रोगी आहार में नमक ले सकता है?

उ.: हाइपरटेंसिव रोगी दो प्रकार के होते हैं – नमक संवेदनशील तथा नम असंवेदनशील। दोनों दशाओं में नमक की मात्रा को सीमित करना आवश्यक यदि नमक के प्रति असंवेदनशील हैं तो भोजन में नमक तो डालें पर मेज अतिरिक्त नमक न लें।

प्र. 65: नमक संवेदनशील हाइपरटेंशन क्या है?

उ.: हाइपरटेंसिव रोगी दो प्रकार के होते हैं – सॉल्ट सेंसटिव तथा इनसेंसटिव। सटिव रोगियों में नमक लेने से रक्तचाप प्रभावित होता है। थोड़ा- सा भी नमक नका रक्तचाप बढ़ा सकता है जबकि नमक पर पाबंदी रक्तचाप घटाने में सहायक ोती है ऐसे रोगियों को आहार में नमक का सेवन नहीं रना चाहिए।

प्र. 66: 'नमक असंवेदनशील हाइपरटेंशन' क्या है?

उ.: ऐसे रोगी नमक के प्रति असंवेदनशील होते हैं यानी नमक लेने या न लेने उनका रक्तचाप प्रभावित नहीं होता। आप रोज नमक युक्त भोजन के साथ तचाप की जांच करें। यदि नमक लेने से रक्तचाप बढ़े तो नमक न लें। यदि नमक ने से रक्तचाप न बढ़े तो नमक का सीमित मात्रा में मजा ले सकते हैं।

प्र. 67: उच्च रेशायुक्त आहार इपरटेंशन घटाने में कितना सहायक है?

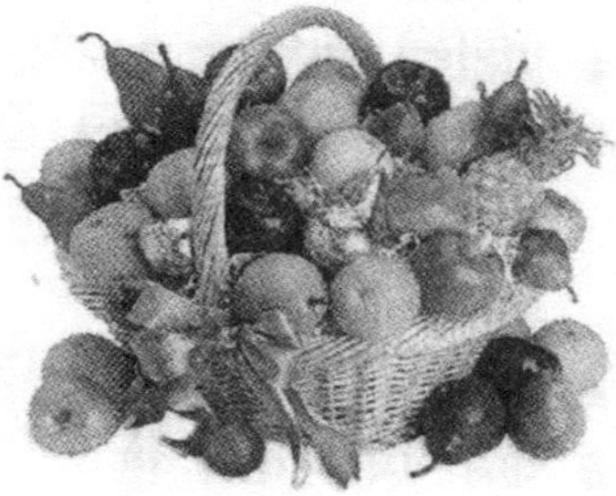

उ.: रेशा युक्त आहार लेने से ट्राईग्लिसराइड कॉलेस्ट्रोल का स्तर घटाया जा सकता है। ा मधुमेह तथा वजन घटाने में भी सहायक मोटापा तथा मधुमेह; दोनों ही हाइपरटेंशन न्यौता देते हैं इसलिए इन्हें सुधार कर इपरटेंशन को घटा सकते हैं।

प्र. 68: क्या मैं दिन में 1-2 बार से अधिक चाय/कॉफी ले सकता हूँ?

उ.: कॉफी एक उत्तेजक द्रव है, जो आपकी हृदयगति व रक्तचाप बढ़ा देती अत: हाइपोटेंसिव रोगी को तेज चाय या कॉफी पीने को कहा जाता है। दिन 1-2 बार चाय-कॉफी पीने में कोई बुराई नहीं पर अधिक सेवन से नुकसान सकता है।

प्र. 69: क्या उच्च कॉलेस्ट्रॉल युक्त आहार से रक्तचाप में वृद्धि ी है?

उ.: जी हाँ, ऐसा आहार लेने से रक्तचाप बढ़ता है। यह कॉलेस्ट्रॉल आपकी नियों में जमा होता रहता है जो पूरे शरीर को रक्त पहुँचाती हैं। धमनियों में ा प्रवाह के लिए कम जगह रह जाती है; कोरोनरी धमनियों में रुकावट ाथेरोसक्लेरोसिस) की वजह से रक्तचाप का दबाव भी बढ़ता है। अन्य नियों में जमाव से भी उच्चरक्तचाप होता है।

प्र. 70: डैश (Dash) डाइट किसे कहते हैं?

उ.: डैश डाइट (Dietary Approaches to stop Hypertension) में फ
हरी सब्जियों व कम वसा-युक्त डेयरी उत्पादों पर बल दिया जाता है। इस
मछली, पोल्ट्री व नट्स की थोड़ी मात्रा होती है तथा रेड मीट व मिठाइयों
मात्रा को घटाया जाता है। इसमें नमक की मात्रा भी घटाई जाती है। डैश आ
रेशे तथा प्रोटीन से भी भरपूर होती हैं।

प्र. 71: डैश डाइट क्या सलाह देती है?

उ.: डैश डाइट की सलाह निम्नलिखित है:

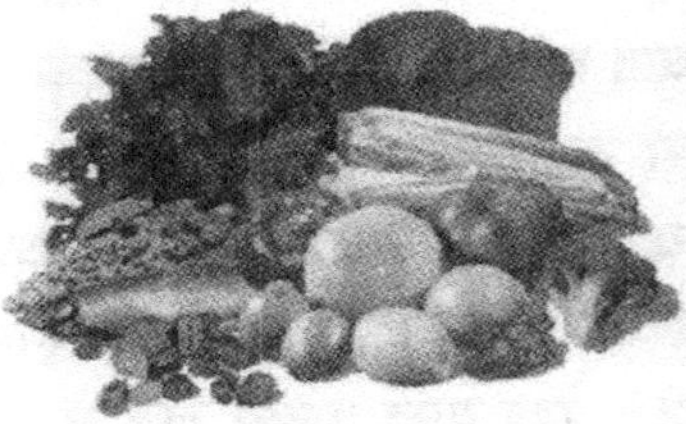

- अपनी ऊर्जा की मांगों के अनुसार विविध खाद्य पदार्थ खाएँ।
- शरीर का वजन ठीक रखने के लिए कैलोरी की मात्रा पर ध्यान दें।
- प्रतिदिन शारीरिक गतिविधियाँ करें।
- फल, सब्जियों, साबुत अनाज, कम वसा युक्त दूध व दूध से बने उत्पादों की मात्रा बढ़ाएँ।
- अच्छी सेहत के लिए बुद्धिमतापूर्वक वसा का चुनाव करें।
- कम नमक वाले भोजन का चुनाव करें।
- यदि मदिरापान करते हैं, तो संयमित मात्रा में लें।
- केवल सुरक्षित भोजन का ही प्रयोग करें।

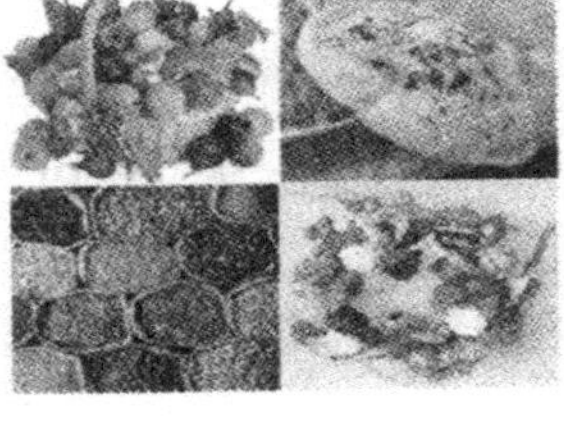

प्र. 72: 'कॉम्बीनेशन डाइट' किसे कहते

उ.: 'कॉम्बीनेशन डाइट' में ताजे फल, सब्जि
अनाज की भरपूर मात्रा तथा कम वसा-युक्त डे
उत्पादों को शामिल करते हैं। इस डाइट के अनुस
वसा ग्रहण कुल कैलोरी के 30% से कम ह
चाहिए।

प्र. 73: कॉम्बीनेशन डाइट को हाइपरटेंशन रोगी के लिए फायदे क्यों माना जाता है?

उ.: पाया गया है कि इस डाइट का पालन करने वाले हाइपरटेंशन रोगी
सिस्टोलिक दबाव में 11.4 mmHg तथा डायस्टोलिक दबाव में 5.5 mm
की औसतन कमी आती है। दवाओं के सेवन से भी इतना ही असर देखा ग

प्र. 74: हाइपरटेंशन रोगी के लिए कॉम्बीनेशन डाइट को बेहतर क्यों मानते हैं?

उ.: ऐसा इसलिए माना जाता है क्योंकि यह पोटाशियम, कैल्शियम तथा मैग्नीशियम से भरपूर होती है।

प्र. 75: कैल्शियम के स्रोत कौन-कौन से हैं?

उ.: एक वयस्क को 400 mgèkप्रतिदिन कैल्शियम की मात्रा लेनी चाहिए। इन खाद्य पदार्थों में से चुन सकते हैं। कैल्शियम के प्रमुख स्रोत हैं:

कैल्शियम (मि.ग्रा.) प्रति 100 ग्राम	
स्किम्ड मिल्क	120
छाछ	30
रागी	344
चना	202
मोठ	202
राजमा	260
सोयाबीन	240
माँ की दाल	154
बथुआ की पत्तियाँ	150
गोभी	626
धनिया पत्ती	184
कढ़ी पत्ता	830
मेथी पत्ता	395
सरसों	155
सलाद पत्ते	320
मूली के पत्ते	280
पालक	75
गाजर	80
प्याज	50
मूली	70
बींस	50
भिंडी	66
कमलककड़ी	405
आंवला	50

बेल	85
खजूर	120
मुनक्का	130
अंजीर	80
अमरूद	50
नींबू	70
फालसा	129
किशमिश	90
गन्ने का गुड़	80
खजूर का गुड़	363

प्र. 76: मैग्नीशियम के स्रोत कौन-कौन से हैं?

उ.: यह विविध खाद्य पदार्थों तथा पानी में पाया जाता है। हरी पत्तेदार सब्जियों, फलियों तथा साबुत अनाज से इसकी भरपूर मात्रा मिलेगी। यह मांस, मछली व पोल्ट्री उत्पाद में भी सीमित मात्रा में पाया जाता है। हालांकि हाइपरटेंशन के रोगी को मांस, मछली आदि का सेवन नहीं करना चाहिए।

प्र. 77: पोटाशियम के स्रोत कौन-कौन से हैं?

उ.: निम्नलिखित खाद्य पदार्थों में पोटाशियम के संयमित से लेकर भरपूर मात्रा पाई जाती है :- चौलाई, ब्रोकली, गाजर, भुट्टा, बींस, केला, मटर, शलगम, मशरूम, आलू, कद्दू, पालक, शकरगंदी, टमाटर, सेब, जामुन, चैरी, आडू, नाशपाती, अनन्नास, किशमिश, खुमानी, खजूर, अमरूद, आम, संतरा, मुनक्का, तरबूज व पपीता आदि।

प्र. 78: एंटी-ऑक्सीडेंट किन्हें कहते हैं?

उ.: एंटी-ऑक्सीडेंट कोशिकाओं में संरक्षण का कार्य करते हैं। एंटी-ऑक्सीडेंट पोषक (विटामिन तथा खनिज लवण) होने के साथ-साथ एंजाइम (रसायनिक प्रतिक्रियाओं में सहायक प्रोटीन) भी होते हैं। ये फ्री रेडीकल्स के हानिकारक प्रभावों से शरीर की रक्षा करते हैं। फ्री रेडीकल्स को काबू न किया जाए तो हृदय को नुकसान हो सकता है। कैंसर या उच्चरक्तचाप जैसे रोग भी हो सकते हैं। ये तीन प्रकार के होते हैं:

(1) विटामिन ए

(2) विटामिन सी

(3) विटामिन ई

प्र. 79: एंटी ऑक्सीडेंट के स्रोत कौन-से हैं?

उ.: एंटी ऑक्सीडेंट निम्नलिखित में पाए ाते हैं:

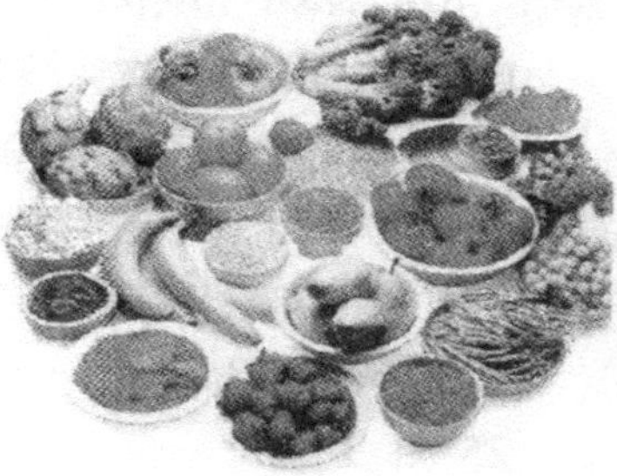

1. विटामिन ए : हरी पत्तेदार सब्जियाँ, रंगीन फल, सब्जियाँ
2. विटामिन सी : आंवला, संतरा, अमरूद, मौसमी, हरी मिर्च
3. विटामिन ई : अंकुरित अनाज, सभी अनाज व दालें

प्र. 80: क्या एंटी ऑक्सीडेंट हाइपरटेंशन में सहायक हैं?

उ.: जी हाँ, एंटी ऑक्सीडेंट हाइपरटेंशन में भी फायदेमंद हैं। ये शरीर की नेक रोगों से रक्षा भी करते हैं; जैसे हृदयाघात आदि।

विटामिन सी एक शक्तिशाली एंटी ऑक्सीडेंट है। यह शरीर की अशुद्धियाँ र करके लौह अवशोषण में सुधार करता है।

विटामिन ई भी एक शोधक है तथा शक्तिशाली एंटी ऑक्सीडेंट है। यह भी रीर की अशुद्धियाँ दूर करके रक्तचाप घटाने में सहायक होता है। यह ॉलेस्ट्रोल के स्तर को घटाता है तथा धमनियों में जमाव नहीं होने देता।

ोटापा तथा उच्चरक्तचाप

प्र. 81: मोटापा उच्चरक्तचाप के लिए कैसे उत्तरदायी है?

उ.: प्राय: देखा गया है कि मोटे व्यक्ति इपरटेंशन (उच्चरक्चाप) से भी ग्रस्त होते । ऐसा इसलिए होता है क्योंकि उनकी मनियों में रक्त का प्रवाह अधिक होता । यदि उनका वजन घटाया जाए तो ब्लड शर भी घटाया जा सकता है।

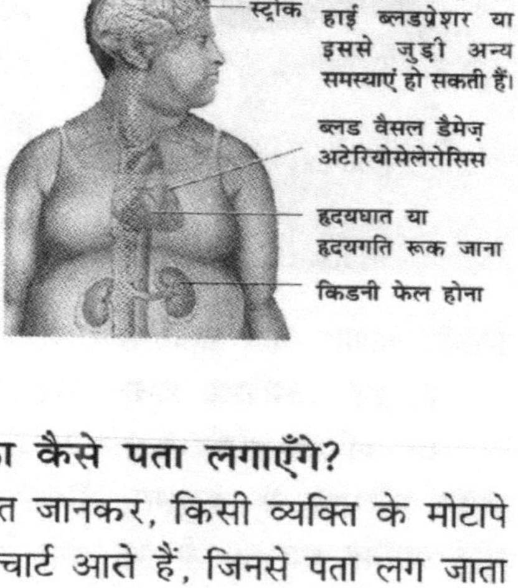

पाया गया है कि 1-2 कि. वजन टने से ब्लड प्रेशर भी 1-2 mmHg चे आता है।

प्र. 82: किसी व्यक्ति के मोटापे का कैसे पता लगाएँगे?

उ.: ऊँचाई के अनुसार वजन का अनुपात जानकर, किसी व्यक्ति के मोटापे । पता लगा सकते हैं। इसके लिए स्टैंडर्ड चार्ट आते हैं, जिनसे पता लग जाता

है कि व्यक्ति मोटा है या नहीं। भारत में एल.आई.सी. चार्ट मिलते हैं, जिनमें ऊँचाई तथा वजन तालिकाओं के संबंध की जानकारी होती है।

प्र. 83: बी.एम.आई. किसे कहते हैं?

उ.: बॉडी मास इंडेक्स मोटापा मापने की वैज्ञानिक पद्धति है। ये आपकी ऊँचाई और वजन पर आधारित अंक होता है। इसकी मदद से आप पता लगा सकते हैं कि वजन किस हद तक ज्यादा है।

18.5 से 24.9	आदर्श वजन
25 से 29.9	अधिक भार
30 से 34.9	मोटापा (वर्ग 1)
35 से 39.9	मोटापा (वर्ग 2)
40 या उससे अधिक	गंभीर मोटापा (वर्ग 3)

उदाहरण के लिए यदि व्यक्ति का वजन 52 किलो तथा ऊँचाई 1.65 मी है तो वजन (कि.ग्रा.)/ऊँचाई (मी.2) = 52/(1.65)2 = 19

प्र. 84: मोटापा कैसे घटाएं?

उ.: वजन घटाना कोई मुश्किल काम नहीं है। यह कैलोरी के आय तथा व्यय का संतुलन है। आहार में बदलाव से कैलोरी ग्रहण की मात्रा घटा-बढ़ा सकते हैं। आपको वजन घटाने के लिए 'कुछ न खाने' का नियम नहीं अपनाना चाहिए। आपको कम कैलोरी वाला हल्का भोजन लेना चाहिए। वजन घटाने के लिए भरपूर मात्रा में रेशेदार फल व सब्जियाँ लें तथा भोजन में सरल की बजाय जटिल कार्बोहाइड्रेट शामिल करें। मोटे व्यक्ति को केला, चीकू, अंगूर व आम जैसे फल नहीं खाने चाहिए। आपको प्रतिदिन व्यायाम व चहलकदमी करनी चाहिए लेकिन उसके बाद उच्च कैलोरी युक्त भोजन नहीं करना चाहिए। इसकी बजाए आप ताजे फल व जूस ले सकते हैं।

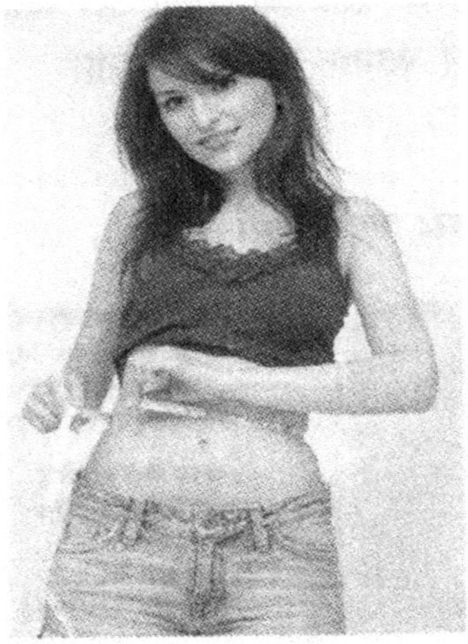

प्र. 85: अधिक वजन तथा मोटापे में अंतर कैसे पता चलेगा?

उ.: अधिक वजन व मोटापे का अंतर डिग्री से पता लगता है। फेडरल गाइड लाइन परिभाषा के अनुसार अधिक वजन वाले का बी.एम.आई. 25 से 29 तथा मोटे व्यक्ति का 30 से 35 होता है।

प्र. 86: उच्चरक्तचाप के अलावा मोटापे से और कौन से रोग हो कते हैं?

उ.: मोटापे से मधुमेह, हृदयरोग, पक्षाघात व स्त्रियों में सर्वाइकल कैंसर का तरा बढ़ जाता है।

प्र. 87: क्या पुरुष तथा स्त्रियों का बी.एम.आई. अलग होता है?

उ.: जी नहीं, वजन तथा ऊँचाई तालिका की तरह, स्त्रियों व पुरुषों के बी. न.आई. में अंतर नहीं होता।

हाइपरटेंशन व कोरोनरी आर्टरी रोग / मायोकार्डियलइंफारकशन

प्र. 88: कोरोनरी आर्टरी रोग किन्हें कहते हैं?

उ.: Coronary Arrery Disease AD) का अर्थ है कोरोनरी धमनियों में कावट आना। दूसरे शब्दों में कहें तो हृदय क रक्त पहुँचाने वाली मांसपेशियों में गाव होना। ऐसे मामलों में रोगी को छाती बाईं ओर दर्द होता है। इसे एंजाइना कहते यह तेज चलने से बढ़ता है तथा आराम रने से घट जाता है। रोगी को छाती में रीपन या जलन भी महसूस होती है। ऐसे ो आगे चलकर हार्ट अटैक के शिकार हो सकते हैं।

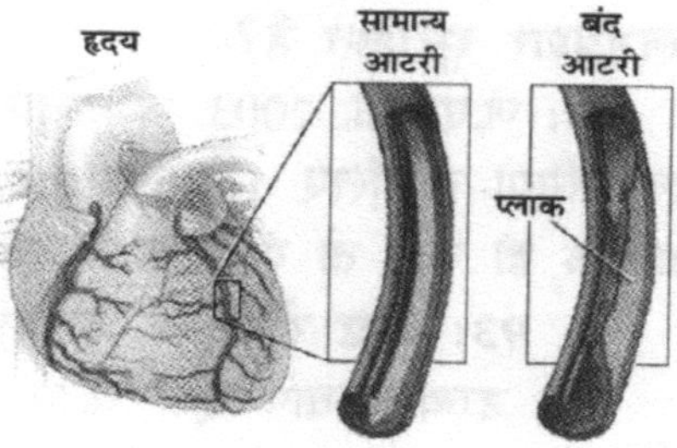

प्र. 89: 'मायोकार्डियल इंफारक्शन' किसे कहते हैं?

उ.: कोरोनरी हृदय रोगी में धमनियों 70% तक जमाव होता है लेकिन यह % या 90% हो तो अभ्यास के समय य को पर्याप्त रक्त नहीं मिलता। रोगी दर्द होता है। इस जटिलता में धमनियों रक्त के कतरे जम जाते हैं। 80% ाव में 20% कतरे जम जाएँ तो 100% ाव हो जाता है। इस तरह हृदय की ापेशियाँ मर जाती हैं।

कोरोनरी आटरी रोग

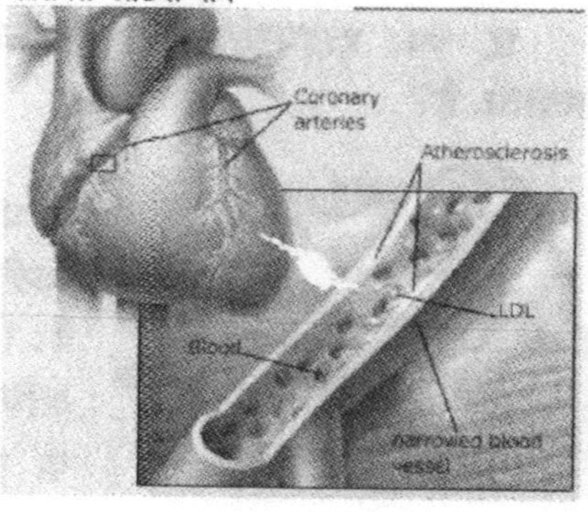

प्र. 90: हाइपरटेंशन CAD/MI के लिए कैसे उत्तरदायी है?

उ.: एच.टी. की वजह से हृदय को रक्त पहुँचाने वाली धमनियाँ सिकु जाती हैं, उनमें से रक्त आसानी से नहीं गुजरता। रक्त तथा ऑक्सीजन की क हार्ट अटैक की वजह बनती है। CAD से बचाव के लिए रक्तचाप को सामा रखना चाहिए यानी 120/80 mmHg या उससे थोड़ा कम।

प्र. 91: क्या केवल हाइपरटेंशन ही कोरोनरी हृदय रोगों के लि उत्तरदायी है?

उ.: जी नहीं, इसके अलावा - 14-15 कारक ऐसे हैं जिनसे यह रोग सकता है। वे हैं-उच्च कॉलेस्ट्रॉल, उच्च हाइग्लिसराइड, मोटापा, निम्न एच.ड एल., हाई एच.डी.एफ., एच.डी.एल. अनुपात, एल.डी.एल., एच.डी.एल. अनुपा तनाव, मधुमेह, मोटापा धूम्रपान, रेशे की कमी, एंटी ऑक्सीडेंट की कमी मदिरापान आदि।

प्र. 92: CAD (Coronary Artery Diesease) रोगियों के लिए कित ब्लडप्रेशर सुरक्षित है?

उ.: जे.एन.सी. 2003 के अनुसार आदर्श रक्तचाप 115/75 mmHg है। वै इन रोगियों के लिए 120/80 mmHg भी सुरक्षित है यदि यह इस सीमा अधिक हो जाए तो दूसरे कार्डियक रोग होने का खतरा बढ़ सकता है।

प्र. 93: कैड रोगी के ब्लडप्रेशर को कैसे नियंत्रित करें?

उ.: उच्चरक्तचाप एक धीमी मौत है। सामान्य व्यक्ति का रक्तचाप 2 प्रतिवर्ष बढ़ता है तो हाइपरटेंसिव का 4% अनियंत्रित रक्तचाप से कोरोनरी रो का खतरा भी बढ़ जाता है। आप तनाव व वजन घटाएँ, ध्यान तथा योग अपना आहार में संयम रखें। यदि फिर भी बात न बने तो दवा लें किंतु रक्तचाप अनियंत्रित न होने दें।

7. हाइपरटेंशन व स्ट्रोक (पक्षाघात) / सी.बी.ए.

प्र. 94: हाइपरटेंशन से स्ट्रोक/सेरीब्रल वास्कुलर एक्सीडेंट कैसे सकता है?

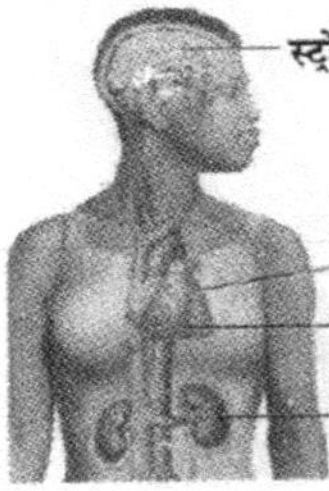

उ.: रक्तचाप में वृद्धि होने से सेरीब्रल धमनि में भी जमाव बढ़ जाता है वे कमजोर होती च जाती हैं और एक दिन सेरीब्रल हेमरेज हो ज है। जिससे दिमाग की मृत्यु हो जाती है। 50% अधिक मामलों में सेरीब्रल वास्कुलर एक्सी या स्ट्रोक उच्चरक्तचाप के कारण ही होते

प्र. 95: सी.वी.ए. किसे कहते हैं?

उ.: सेरीब्रल धमनियों का अचानक फटना 'सी.बी.ए.' कहलाता है। मस्तिष्क के ऊत्तकों तक रक्त की आपूर्ति नहीं हो पाती तो वे रक्त के लिए इन्हीं धमनियों पर आश्रित हो जाता है। नतीजन उस क्षेत्र की मृत्यु हो जाती है। इससे शरीर के एक हिस्से में पक्षाघात हो जाता है, जिसे सी.बी.ए. कहते हैं।

प्र. 96: पक्षाघात (स्ट्रोक) किसे कहते हैं?

उ.: स्ट्रोक को लकवा या पक्षाघात भी कहते हैं। यह सी.बी.ए. के कारण होता है यदि यह मस्तिष्क के दाएं हिस्से में हो तो शरीर के बाएं तथा मस्तिष्क के बाएं हिस्से में हो तो शरीर के दाएं हिस्से में लकवा मार जाता है। इसे हेमीपरेसिस' कहते हैं। इसे हेमीप्लेगिया भी कहते हैं। पैराप्लीगीया अक्सर शरीर के निचले अंगों में होता है। यह सामान्यतः उच्चरक्तचाप से जुड़ा होता है। खून के गढ़ा होने के कारण यह कोरोनरी हार्ट डिजीज़ के मरीजों को अक्सर होता है। जिन लोगों की कोरोनरी धमनी में जमाव के साथ उच्च कॉलेस्ट्रॉल एवं उच्च ट्राइग्लिसाइराइड की शिकायत होती है उन्हें भी यह अपनी चपेट में ले लेता है।

प्र. 97: रक्तचाप कैसे घटाएँ?

उ.: पक्षाघात रोगी का रक्तचाप 120/80 mmHg तक आना आवश्यक है। रक्तचाप नियंत्रित न होने पर खतरा बढ़ सकता है। जीवनशैली में बदलाव, तनाव प्रबंधन, योग, ध्यान तथा आहार में संयम से रक्तचाप नियंत्रित हो सकता है। रक्तचाप की दवाएँ भी इंजेक्शन के रूप में दे सकते हैं। रक्तचाप घटते ही रोगी में सुधार होने लगता है।

प्र. 98: सी.वी.ए. की चिकित्सा क्या है?

उ.: विभिन्न प्रकार के सी.बी.ए. के लिए विभिन्न प्रकार की चिकित्सा होती है।

प्र. 99: पक्षाघात कितने प्रकार का होता है?

उ.: मोनोप्लेगिया, पैराप्लेगिया, हैमीप्लेगिया, हैमीपैरीसिस।

प्र. 100: हैमीप्लेगिया क्या है?

उ.: हैमीप्लेगिया में शरीर के एक तरफ लकवा मार जाता है। स्नायु प्रभावित होने के कारण रोगी अपने शरीर के दाएँ या बाएँ अंग नहीं हिला पाता। यदि दिमाग के बाएं हिस्से में स्ट्रोक हो तो शरीर के दाएं हिस्से में लकवा होता है। पक्षाघात के रोगियों की मृत्यु नहीं होती लेकिन सही देखभाल मिलने पर तबीयत में सुधार आता है।

प्र. 101: पैराप्लेगिया क्या है?

उ.: यह भी एक प्रकार का लकवा है जिसमें दिमाग के किसी हिस्से म खून का बिंदु जम जाता है। शरीर के निचले हिस्से को रक्त प्रवाहित करने वाल स्नायु प्रभावित होते हैं तथा दोनों टाँगों में लकवा मार जाता है।

प्र. 102: हैमीपैरीसिस क्या है?

उ.: इसमें शरीर को लकवा तो नहीं मारता पर मांसपेशियाँ कमजोर हो जात हैं। हाथ-पैर हिलते तो हैं पर मांसपेशियों की ताकत कम होती है। मस्तिष्क क मृत्यु नहीं होती इसलिए इसमें सुधार हो सकता है। इन रोगियों में इंट्रा कार्नियत प्रेशर (intra carnial pressure) बढ़ाया जाता है, जब वह सामान्य होता है त वे काफी हद तक संभल जाते हैं।

प्र. 103: सी.वी.ए. से बचाव के लिए क्या सावधानी बरतें?

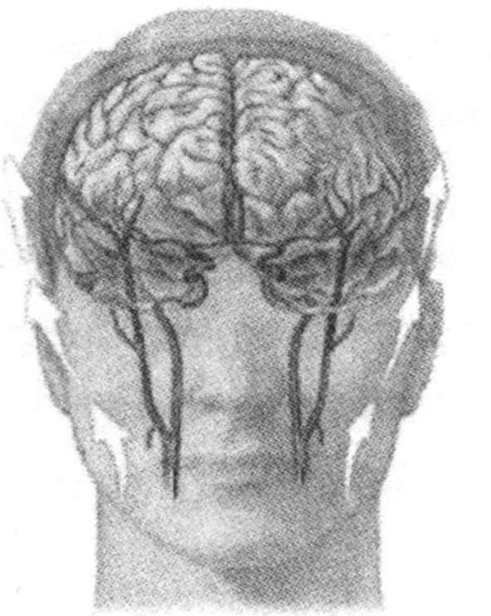

उ.: बुढ़ापे में व्यक्ति का रक्तचाप, कॉलेस्ट्रोल व ट्राईग्लिसराइड का स्तर बढ़ता है, जिससे सी.वी ए. होने की संभावना बढ़ जाती है। मोटापा औ तनाव भी इसकी खास वजह हैं। इन सभी बातों प ध्यान देना चाहिए। उच्चरक्तचाप को दवाओं व दूस साधनों से घटाना चाहिए। इस तरह सी.बी.ए. स काफी हद तक बचाव होगा। यदि उन्हें यह रोग हो की संभावना हो तो उन्हें एस्प्रिन या रक्त पतल करने वाली दूसरी दवाएँ लेने की सलाह दी जाती ताकि हेम्ब्रेज न हो। इस तरह पक्षाघात व सी.बी.ए से बचाव हो सकता है।

प्र. 104: ट्रांसियेंट इस्केमिक अटैक (TIA) क्या है?

उ.: T.I.A. में उच्चरक्तचाप की वजह से सेरीब्रल धमनियाँ कुछ मिनटों के लिए बेसुध हो जाती हैं। इ तरह पूरा शरीर भी कुछ मिन के लिए लकवे की चपेट आ सकता है। रोग में सुध होने पर ही हार्ट अटैक से बचा होता है। यह स्ट्रोक की पूर्वावस्था है। यदि आप भी इस

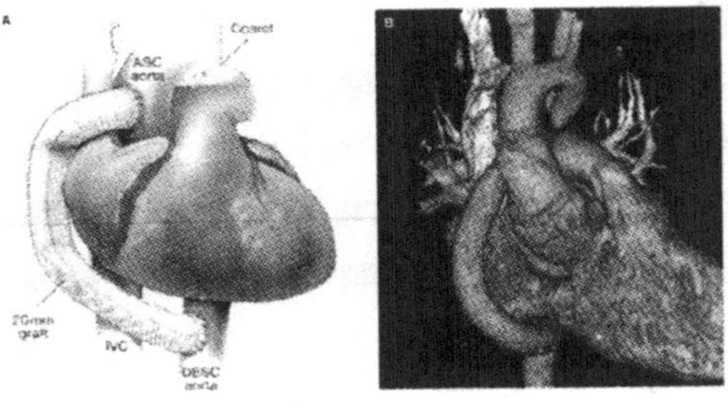

स्त हैं तो अपनी चिकित्सा कराएँ। उच्चरक्तचाप, कॉलेस्ट्रॉल घटाएँ। वसा में टौती करें व मोटापे से बचें।

युवाओं में हाइपरटेंशन

प्र. 105: युवाओं में हाइपरटेंशन क्यों होता है?

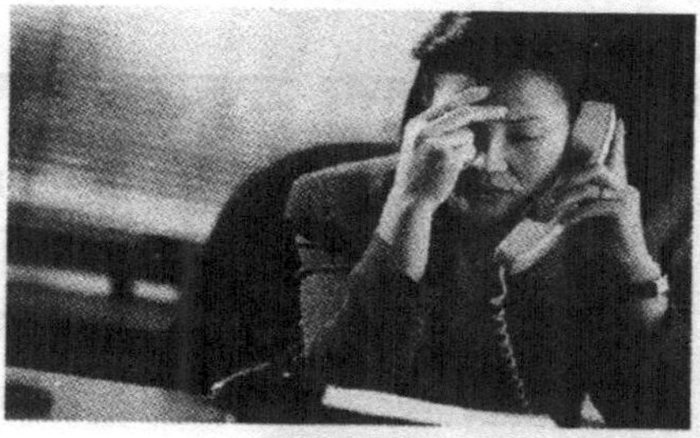

उ.: आज कल 15-20 वर्ष की ायु में हाइपरटेंशन होना सामान्य बात ये लोग अधिकतर मोटे होते हैं, काफी ना-भुना भोजन खाते हैं, तनावग्रस्त ाओं में जीते हैं तथा बहुत कम शारीरिक तिविधियों में लिप्त होते हैं।

यदि 15 वर्ष से अधिक आयु के क्ति का रक्तचाप 130/90 mmHg से अधिक हो तो उसे हाइपरटेंसिव ना जाएगा।

प्र. 106: युवाओं में हाइपरटेंशन के क्या कारण हैं?

उ.: यह अनेक कारणों से हो सकता है। इनमें से कुछ निम्नलिखित हैं:

- तला-भुना भोजन
- अनुवांशिकता
- अत्यधिक तनाव

प्र. 107: युवाओं में उच्चरक्तचाप की समस्या कैसे सुलझाएँ?

उ.: युवाओं में यह समस्या दिन-ब-दिन बढ़ती जा रही है जिसे नियंत्रित ना आवश्यक है। मोटे व्यक्ति इसके जल्दी शिकार होते हैं। उन्हें अपना वजन ाना चाहिए। उच्च रेशे व कम वसा युक्त भोजन करना चाहिए। इसके अलावा ें योग, ध्यान व नियमित व्यायाम पर भी ध्यान देना चाहिए। यदि इन उपायों भी रक्तचाप नियंत्रित न हो तो उन्हें सीमित मात्रा में दवाओं का सेवन आरंभ ना चाहिए।

प्र. 108: युवाओं में आदर्श रक्तचाप क्या होना हिए?

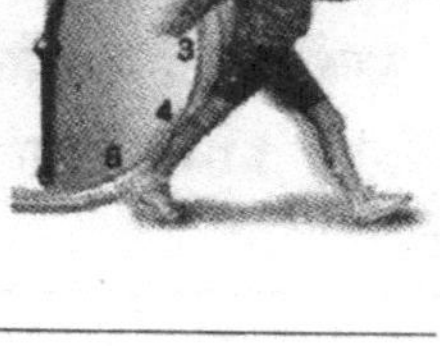

उ.: 15 वर्ष की आयु तक लड़के-लड़कियों का चाप 120/80 mmHg से कम होना चाहिए लेकिन -16 वर्ष के बाद यह 120/80 mmHg तक होना

चाहिए। यदि वह 130/80 mmHg से अधिक हो तो उसे युवाओं में हाइपरटेंश की संज्ञा दी जाती है।

प्र. 109: युवाओं में हाइपरटेंशन की जटिलताएं क्या हैं?

उ.: युवाओं में हाइपरटेंशन की जटिलताएँ : देखने में परेशानी, सिरद बेचैनी, उद्वेग। कई बार पक्षाघात तक हो सकता है। ऐसे रोगियों को प्रा गैस्ट्रोइंटस्टाइनल समस्याएं भी होती रहती हैं।

9. व्यायाम तथा उच्चरक्तचाप

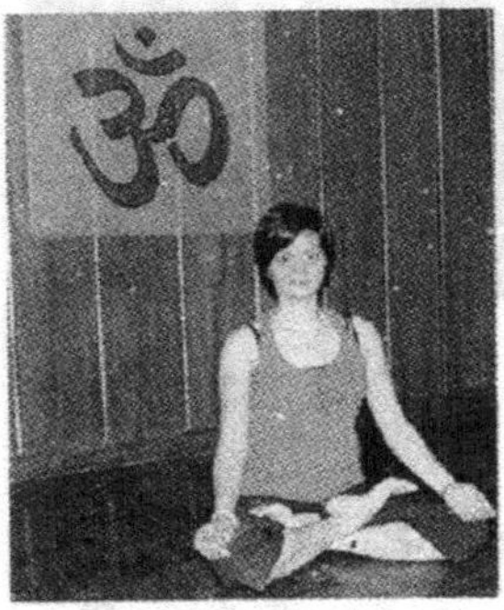

प्र. 110: व्यायाम ब्लडप्रेशर घटाने में कै सहायक हैं?

उ.: नियमित व्यायाम से उच्चरक्तचाप को घ सकते हैं। व्यायाम से मांसपेशियों में वास्कुलर नेटव में वृद्धि होती है। रक्त का प्रवाह सुचारू रूप से हो है तथा रक्तचाप घटता है। यदि ऐसे रोगी नियमि रूप से व्यायाम करें तो उनका रक्तचाप घटते देर न लगेगी तथा रोग प्रतिरोधक क्षमता भी बढ़ेगी।

प्र. 111: ब्लडप्रेशर घटाने के लिए कौन से व्यायाम हैं?

उ.: वैसे तो ब्लडप्रेशर घटाने के लिए अनेक व्यायाम हैं लेकिन इन चहलकदमी सबसे बेहतर है। इसके अतिरिक्त योग तथा ध्यान भी वजन रक्तचाप घटाने में सहायक हो सकते हैं।

प्र. 112: किसी व्यक्वि को कितना व्यायाम करना चाहिए?

उ.: नियमित व्यायाम से वजन नियंत्रित होगा तथा रक्तचाप घटाने में सहायता मिलेगी। एक उच्चरक्तचाप का रोगी सुबह आधे घंटे की चहलकद पर जा सकता है। रस्सी कूद सकता है या एक ही स्थान पर खड़े होकर जॉगि कर सकता है। यदि चाहे तो जिम भी जा सकता है।

प्र. 113: क्या योग से रक्तचाप घटता है?

उ.: जी हाँ, योग से रक्तचाप घटता है। यह आसान तो नहीं परंतु मस्ति को बहुत लाभ होता है। तनाव घटने से रक्तचाप भी नीचे आ जाता हाइपरटेंशन रोगी कई आसनों की मदद से अपना रक्तचाप घटा सकते हैं; ज – सर्वांगासन, कायोत्सर्ग, स्वास्थ्यवर्द्धक व्यायाम आदि।

प्र. 114: क्या प्राणायाम से रक्तचाप घटता है?

उ.: प्रतिदिन 15-20 मिनट तक प्राणायाम करने से तनाव तथा दबाव घटता क्योंकि इससे रक्त में एंड्रेनालिन का स्तर घट जाता है। ये खाली पेट सुबह समय किया जाना चाहिए। रोगी को अनुलोम-विलोम प्राणायाम विशेष रूप करना चाहिए! कई उच्च प्राणायाम भी हैं, जिनसे रक्तचाप बढ़ भी सकता है सलिए ये किसी अनुभवी के निर्देश में तथा धीरे-धीरे करने चाहिए।

0. हाइपरटेंशन के कारण

प्र. 115: हाइपरटेंशन के क्या कारण हैं?

उ.: आजकल ये एक आम रोग बनता जा रहा है। इसके अनेक कारण होते , जिनमें तनाव प्रमुख है। अधिकतर तनावग्रस्त लोगों को उच्चरक्तचाप की ादा शिकायत होती है। अन्य कारकों में मोटापा, खान-पान की गलत आदतें, धिक नमक व मधुमेह आदि शामिल हैं।

प्र. 116: क्या तनाव से भी हाइपरटेंशन होता है?

उ.: जी हाँ, तनाव हाइपरटेंशन का प्रमुख कारण है। उद्वेग, चिंता व भय भी क्तचाप बढ़ाते हैं क्योंकि तनाव के दौरान हृदयगति बढ़ती है, धमनियों में कुचन होता है तथा रक्तचाप बढ़ जाता है।

प्र. 117: क्या मदिरापान से हाइपरटेंशन ता है?

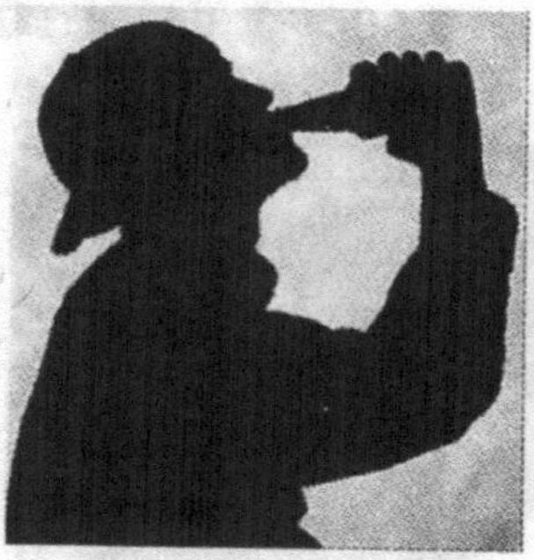

उ.: मदिरापान की अल्प मात्रा बासोडिलेटर ा काम करती है लेकिन यदि इसे अधिक मात्रा में ाया जाए तो रक्त में ट्राईग्लिसराइड का स्तर ढ़ता है, धमनियाँ संकुचित होती हैं तथा हाइपरटेंशन जाता है। वैसे प्राय: देखा गया है कि तनावग्रस्त क्ति ही अधिक मदिरापान करते हैं।

प्र. 118: क्या धूम्रपान से हाइपरटेंशन होता है?

उ.: जी हाँ, धूम्रपान से हाइपरटेंशन होता है। ये दोनों साथ-साथ चलते हैं। क्सर धूम्रपान करने वालों का रक्तचाप अधिक होता है। इससे धमनियों में नाव भी बढ़ता है क्योंकि धूम्रपान करने वाले के भीतरी मेम्ब्रेन निकोटीन जमने कारण चिपचिपे हो जाते हैं। इससे ट्यूनस में वसा का जमाव होता है तथा इपरटेंशन हो जाता है। अधिक तनाव की वजह से भी लोग धूम्रपान करते हैं ससे हाइपरटेंशन का खतरा और भी बढ़ जाता है।

प्र. 119: क्या अनियमित व्यायाम से हाइपरटेंशन होता है?

उ.: नहीं, अनियमित व्यायाम से हाइपरटेंशन नहीं होता। हालांकि आरामदायक व तनावयुक्त जीवनशैली से हाइपरटेंशन हो सकता है।

प्र. 120: क्या खान-पान की गलत आदतों से हाइपरटेंशन हो सकता है?

उ.: जी हाँ, खान-पान की गलत आदतों से हाइपरटेंशन हो सकता है। भोजन हमारे जीवन का खास पहलू है। हम कितना व क्या खाते हैं, उसका हमारी सेहत से गहरा नाता है। अधिक नमक, तला भोजन तथा उच्च कैलोरी युक्त भोजन करने से हाइपरटेंशन का खतरा बढ़ता है। खानपान की अनियमित व गैर सेहतमं आदतें हाइपरटेंशन की ओर ले जा सकती हैं।

प्र. 121: क्या आनुवांशिकता भी इसका एक कारण है?

उ.: अधिकतर हाइपरटेंसिव रोगियों में ऐसा नहीं होता कि माता-पिता के कारण बच्चे को भी उच्चरक्तचाप हो जाए। कई विभिन्न पर्यावरणीय कारण मिलकर हाइपरटेंशन के लिए उत्तरदायी होते हैं।

11. तनाव तथा हाइपरटेंशन

प्र. 122: रोजमर्रा की जिंदगी में तनाव के क्या करण हैं?

उ.: हमारी रोजमर्रा की जिंदगी में अनेक कारणों से तनाव होता है। आ तथा व्यय में असंतुलन तनाव का प्रमुख कारण है आय तो वही रहती है किंतु इच्छाएँ तथा व्य बढ़ते रहते हैं जिससे असंतुष्टि व तनाव पै होता है।

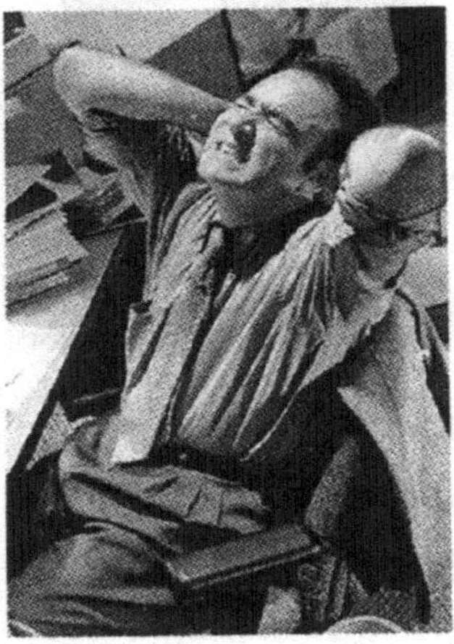

परिवार में सभी सदस्य बड़े होने पर अपने-अप अनुसार सुविधाएँ चाहते हैं। कार, कंप्यूटर, टी.व और मोबाइल की मांग बढ़ती है। इन्हें पूरा कर के लिए कर्जे लेने पड़ते हैं। परिवार में लो आत्मकेंद्रित हो जाते हैं तथा एक-दूसरे के लि कुछ करने की भावना खत्म हो जाती है। को किसी की नहीं सुनता। सब एक-दूसरे पर चिल्ल हैं। इसके अलावा प्रदूषण, ट्रैफिक, कायदे-कानू चोरी-धोखाधड़ी, भ्रष्टाचार व उसके अलावा टैक्स, सेल्स टैक्स व कस्टम आ भी तनाव पैदा करते हैं। यही तनाव धीरे-धीरे हाइपरटेंशन का रूप ले लेता

प्र. 123: तनाव के कारण हाइपरटेंशन कैसे होता है?

उ.: तनाव, शारीरिक दबाव या भावनात्मक असंतुष्टि के कारण शरीर से कुछ रसायन निकलते हैं जिन्हें 'कैटाकोलामाइन्स' कहते हैं। अधिक तनाव होने पर एड्रेनालिन का स्राव होता है। इससे सारे शरीर की धमनियाँ संकुचित हो जाती हैं, हृदयगति बढ़ जाती है तथा साथ-साथ रक्तचाप में भी वृद्धि होती है।

प्र. 124: तनाव के दौरान क्या होता है?

उ.: तनाव के दौरान शरीर में निम्नलिखित बदलाव आते हैं–

- हृदय दर में वृद्धि
- रक्तचाप में वृद्धि
- रक्त शर्करा में वृद्धि
- गैस्ट्राइटिस, पक्षाघात, स्ट्रोक व हृदय रोग भी हो सकते हैं क्योंकि तनाव से शरीर में कॉलेस्ट्रॉल का स्तर बढ़ता है।

प्र. 125: तनाव कैसे घटाएँ?

उ.: तनाव को तीन चरणों में घटा सकते हैं:

- तनाव उत्पन्न न होने दें
- तनाव हो तो झटपट दूर करने का प्रयास करें।
- तनाव से खुद लड़ें क्योंकि वह हमारी ही उपज होता है। तनाव प्रबंधन से हम इसे खत्म तो नहीं कर सकते पर घटा सकते हैं। 50% तनाव घटने से उच्चरक्तचाप में काफी कमी आएगी।

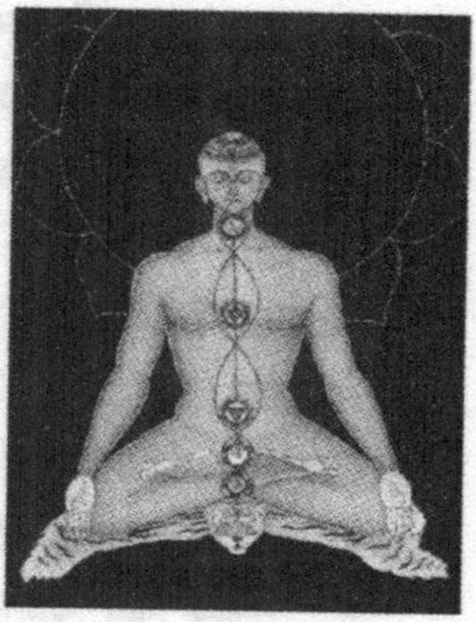

हमें अपने तार्किक मस्तिष्क को भी प्रशिक्षण ना होगा, यह आसपास से जानकारी एकत्र करता । भावनात्मक मस्तिष्क को भी साधना आवश्यक है क्योंकि जब भी हमारे विरुद्ध कुछ होता है तो यह स्तिष्क शरीर की गतिविधियों में बाधा देकर रक्तचाप बढ़ा देता है।

प्र. 126: कैसे जानें कि तनाव के कारण रक्तचाप बढ़ा है?

उ.: तनाव व हाइपरटेंशन का गहरा नाता है। तनाव की वजह से रक्तचाप ढ़ा है या नहीं, यह जानने के लिए ऊपरी रीडिंग पता लगाएं। रोगी को वासन में लिटा दें ताकि रक्तचाप घट जाए या फिर सुबह उठते ही रक्तचाप चें व शाम को जांचें। यदि शाम वाला रक्तचाप अधिक है तो यह तनाव के ारण है।

प्र. 127: योग तनाव घटाने में कैसे सहायक है?

उ.: योग में शरीर की सभी मांसपेशियों में खिंचाव पैदा होता है और वे शिथिल होती हैं। कुछ योगासन मस्तिष्क को भी शिथिल कर देते हैं।

योग के दो अंग हैं - यम तथा नियम। ये तनाव प्रबंधन में विशेष रूप से सहायक हैं। लोगों को 'यम' की बजाए 'नियम' आसन करने चाहिए। योग के अलावा प्राणायाम तथा ध्यान भी उच्चरक्तचाप घटाते हैं।

अध्ययनों से पता चलता है कि उच्चरक्तचाप दवाओं की तुलना में ध्यान से अधिक तेजी से तनाव घटता है।

प्र. 128: ध्यान तनाव घटाने में कैसे सहायक है?

उ.: 'प्रेक्षा ध्यान' ध्यान का एक प्रभावी रूप है। इसमें शरीर का तनाव प्रबंधन भी साथ-साथ हो जाता है। यह प्राय: बैठकर आरामदायक मुद्रा में होता है। एक विख्यात नैन संत 'आचार्य श्री तुलसी' व उनके उत्तराधिकारी 'युवा आचार्य' प्रेक्षा ध्यान पद्धति को विकसित कर रहे हैं। इसके अतिरिक्त अन्य व्यक्ति भी प्रेक्षा ध्यान के प्रचार में जुटे हैं।

प्र. 129: कायोत्सर्ग किसे कहते हैं?

उ.: कायोत्सर्ग भी एक शिथिलता तकनीक है। ध्यान की यह प्रक्रिया काफी सरल है। इसमें पूरे शरीर की विश्रांति होती है। इसमें आपका शरीर धीरे-धीरे शिथिल होता जाता है।

कायोत्सर्ग के लिए ऐसा कमरा चुनें, जहाँ शोर न हो व तापमान स्थिर हो। लेटकर सोचें कि शरीर का एक-एक अंग शिथिल हो रहा है। तनाव से जुड़े उच्चरक्तचाप रोगियों के लिए कायोत्सर्ग विशेष रूप से लाभदायक है।

प्र. 130: तनाव से कैसे निपटें?

उ.: तनाव का प्रबंधन तीन प्रकार से हो सकता है–

- तनाव पैदा न हो
- तनाव को दूर किया जाए
- तनाव प्रबंधन

तनाव प्रबंधन तनाव के कारणों व स्वयं को विश्राम पहुँचाने पर निर्भर करता है। सबसे पहले तो आपको 'अनेकांत' को समझना होगा। एक ही बात के लिए कई मत हो सकते हैं, यदि कोई व्यक्ति इस बारे में दूसरों से तर्क नहीं करता तो वह तनाव से बचा रहेगा।

तनाव प्रबंधन के लिए तनाव की जड़ तक पहुँचना होगा। संप्रेषण त

विचारों का आदान-प्रदान भी तनाव प्रबंधन से जुड़ा है क्योंकि कई बार मन की बात न करने से भी रक्तचाप में वृद्धि होती है।

प्र. 131: मुझे कितना तनाव है?

उ.: तनाव मापने की कोई इकाई नहीं होती। रोजमर्रा की गतिविधियों के निरीक्षण से पता चलता है कि व्यक्ति तनावग्रस्त है या नहीं। उदाहरण के लिए यदि कार चलाते समय ड्राइवर दूसरों पर चिल्लाए तो वह तनाव में है।

प्र. 132: अवचेतन तनाव किसे कहते हैं?

उ.: यदि व्यक्ति सोते समय, तनाव के कारण बुरे सपने देखता है, तो इसे अवचेतन तनाव कहते हैं।

प्र. 133: कैसे पता चलेगा कि मैं तनावग्रस्त हूँ?

उ.: तनाव के निम्नलिखित शारीरिक लक्षण हो सकते हैं-

- हथेलियों में पसीना
- ठंडी अंगुलियाँ
- मुँह सूखना
- हाथ काँपना
- बार-बार मूत्र-त्याग
- डायरिया
- आवाज के सुर में बदलाव
- जी मिचलाना व बेचैनी

प्र. 134: मुझे ध्यान या कायोत्सर्ग को कितना समय देना चाहिए?

उ.: ध्यान या कायोत्सर्ग बहुत लाभदायक होते हैं। ये हमारे भावनात्मक मस्तिष्क को साधते हैं। यह हमारी भावनाओं, उद्वेग व ईर्ष्या का स्थान है इसलिए ध्यान व कायोत्सर्ग तनाव घटाते हैं। प्रतिदिन 10-15 मिनट तक ध्यान अवश्य करें।

प्र. 135: क्या तनाव प्रबंधन से हाइपरटेंशन का इलाज हो सकता है?

उ.: जी हाँ, तनाव प्रबंधन से 90% हाइपरटेंशन के मामले संभल जाते हैं। तनाव ही तो हाइपरटेंशन की जड़ है। हम वजन घटाकर, धूम्रपान रोककर व आहार में नमक की मात्रा घटाकर भी उच्चरक्तचाप पर काबू पा सकते हैं।

कई लोग सामान्य रक्तचाप के साथ आराम से जीते हैं लेकिन अचानक कोई विवाद होने पर रक्तचाप बढ़ जाता है। अतः तनाव प्रबंधन से रक्तचाप को नियंत्रित कर सकते हैं।

प्र. 136: लोग आपस में लड़ते क्यों हैं?

उ.: लड़ाई तनाव का ही प्रकटन है। हर कोई अपने तरीके से सोचता लेकिन जब यही सोच आपस में टकराती है तो लड़ाई होती है। पति-पत्नी विचार व मन आपस में नहीं मिलेंगे तो लड़ाई होना स्वाभाविक ही है। दूस शब्दों में; हम जो चाहते हैं, यदि वह न मिले तो लड़ाई होती है। हमें दूसरों पहलू को भी समझना चाहिए। यही अनेकांत है यानी 'जितने लोग, उत नजरिए'। यह स्वीकार लें व दूसरों के नजरिए की भी कद्र करें; आपस में कभ टकराव नहीं होगा।

प्र. 137: वित्तीय तनाव प्रबंधन कैसे करें?

उ.: हमारे जीवन में धन की महत्त्वपूर्ण भूमिका है। किसी भी काम के लि धन चाहिए अत: धन क्षेत्र का संतुलित होना आवश्यक है। अधिकतर व्यवि वित्तीय समस्याओं के कारण ही तनावग्रस्त होते हैं। वे आय से अधिक व्य करते हैं यदि व्यय को घटाएँ तो तनाव भी घट जाएगा। आय तथा व्यय संतुलन होना चाहिए।

बचत भी तनाव प्रबंधन का एक अंग है। थोड़ी-सी भी बचत जरूरत समय काम आती है। आपातकाल में वित्तीय तनाव भी नहीं घेरता।

प्र. 138: क्या सत्संग से तनाव घटता है?

उ.: जी हाँ, हमारा अवचेतन मन अच्छी बातों से भरा है। सत्संग जाने आपको लगातार याद रहता है कि आपने कैसा व्यवहार करना है और अच बातें कौन सी हैं। यदि आप सत्संग की बातें दैनिक जीवन में अपनाएँ तो काफी लाभदायक है। सत्संग में जब हम उन्हीं अच्छी बातों को बार-बार सुन हैं तो दिमाग पर अच्छा प्रभाव पड़ता है व उन्हें व्यावहारिक जीवन में उतारने प्रेरणा भी मिलती है।

प्र. 139: अहम् को नियंत्रित कैसे करें?

उ.: अहम् लोगों को सिखाता है कि वही सर्वश्रेष्ठ हैं। जब वे अपना वर्च कायम नहीं कर पाते तो तनाव पैदा होता है। आपको दूसरों की अच्छाईयाँ अपनी कमियाँ खोजनी होंगी। आपको समझना होगा कि आप जीवन के हर क्ष में श्रेष्ठ नहीं हो सकते। बस इतना जानते ही सारा तनाव गायब हो जाएगा।

प्र. 140: कैसे बातचीत करें कि तनाव उत्पन्न न हो?

उ.: संप्रेषण के माध्यम से ही व्यक्ति अपने विचार या भावनाएँ प्रकट क है। कई लोग गलत संप्रेषण के कारण ही तनाव की चपेट में आ जाते हैं।

मेशा ऐसे बोलना चाहिए जिससे किसी दूसरे की भावनाएँ आहत न हों। यदि कसी का काम पसंद न आए तो उसे मुँह पर न कहें–"तुम बेअक्ल हो, तुम्हें हीं पता कि कोई काम कैसे करते हैं।" आपको कहना चाहिए–"आपके काम खुश नहीं हूँ। आपको यह काम इस तरीके से करना चाहिए।" इस तरह ामने वाले का अपमान भी नहीं होगा और आपका संदेश भी पहुँच जाएगा। मेशा वित्तीय तथा नरम स्वर में बात करें, किसी के दिल को ठेस न पहुँचाएँ।

प्र. 141: इंटरव्यू या परीक्षा में जाते समय रक्तचाप क्यों बढ़ जाता है?

उ.: तनाव ही तो हाइपरटेंशन की जड़ है। परीक्षा या इंटरव्यू के समय तनाव ाफी अधिक होता है, उस समय एड्रेनालिन का स्राव भी काफी होता है। यह र्मोन रक्त प्रवाह तथा हृदय गति बढ़ा देता है, जिससे रक्तचाप भी बढ़ जाता है।

2. विविध

प्र. 142: फेफड़ों का ब्लडप्रेशर क्या है?

उ.: सामान्य मिनीमल पल्मोनरी वाल्व रिगर्गिटेशन में डायस्टोलिक ग्रेडिएन्ट 3.9 mmHg

अनुमति सामान्य (= 6 mmHg) दायाँ आर्टियल दबाव, वैज दबाव = 3. + 9.9 mmHg

अनुमानित बढ़ा हुआ वैज प्रेशर

निरंतर वेव डॉपलर ट्रेसिंग, ट्रांसघोरेसिक जांच

मिनीमल पल्मोनरी वाल्व रिगर्गिटेशन में डायस्टोलिक ग्रेडिएन्ट = 15.2 mHg

अनुमानित सामान्य = (6 mmHg) दायाँ आर्टियल दबाव, वैज प्रेशर = 15.2 + 6 = 21.2 Hg.

प्र. 143: पल्मोनरी हाइपरटेंशन क्या है?

उ.: यह रक्त नलिकाओं की अव्यवस्था है जिसमें, फेफड़ों में उच्चरक्तचाप जाता है। पल्मोनरी (फेफड़ों में) + हाइपरटेंशन (उच्चरक्तचाप)। जब हृदय फेफड़ों की ओर रक्त ले जाने वाली नलिकाएँ ऊँची होती हैं तो हृदय के दाएं ़से पर दबाव पड़ता है, यही पल्मोनरी हाइपरटेंशन कहलाता है।

प्र. 144: पल्मोनरी हाइपरटेंशन के लक्षण क्या हैं?

उ.: पल्मोनरी हाइपरटेंशन के लक्षण : काम करते समय सांस लेने में ़लीफ, थकान महसूस होना, बेहोशी व छाती में दर्द। इन लक्षणों के कारण ़छ गतिविधियों तथा व्यायाम को सीमित करना पड़ सकता है।

प्र. 145: पल्मोनरी हाइपरटेंशन के प्रमुख कारण क्या हैं?

उ.: यह अनेक कारणों से हो सकता है। कई कारण अज्ञात होते हैं तब इ प्राइमरी पल्मोनरी एच.टी. कहते हैं। सैकेंड्री में कारण पता होता है जैसे एम्फ सीमा या सांस से जुड़ी तकलीफें। अन्य कारण हैं–कंजेस्टिव हार्ट फेल, हृदय जन्मजात दोष, पल्मोनरी धमनियों में रक्त के पुराने बिंदु, एड्स व कुछ डाइ दवाएँ (फैनक्लुरामाइन) आदि। वैसे ये दवाएँ अब उपलब्ध नहीं हैं।

प्र. 146: पल्मोनरी हाइपरटेंशन की चिकित्सा क्या है?

उ.: इसके लिए अलग से चिकित्सा करवानी पड़ती है। यह रोग गंभीर किंतु चिकित्सा संभव है। ऑक्सीजन की मदद से हार्ट की पंपिंग सुधार सक हैं, डाइयूरेटिक्स, रक्त को पतला करने की दवाएँ पल्मोनरी एच.टी. घटा सक है। कभी–कभी लंग्स ट्रांसप्लांट भी करना पड़ सकता है।

प्र. 147: क्या दोनों बाजुओं में ब्लड प्रेशर अलग-अलग हो सकता है

उ.: जी हाँ, यह दोनों बाजुओं में अलग होगा। दाएँ हाथ में, बाएँ की तुल में दबाव अधिक होगा पर अंतर 5-6 mmHg से अधिक नहीं होता। दाएँ ह को रक्त की आपूर्ति पहले मिलती है इसलिए ऐसा होता है।

प्र. 148: क्या ब्लडप्रेशर टाँगों में माप सकते हैं?

उ.: जी हाँ, इसे टाँगों में भी माप सकते हैं। जब रक्तचाप काफी कम या ब्रॉकियल धमनियाँ काम न करें तो टाँगों में भी रक्तचाप जांच सकते हैं। टाँ की फीमोरल धमनी से भी वही आवाज सुनी जा सकती है।

प्र. 149: क्या ऊपरी बाजू तथा टाँगों में रक्त का दबाव अलग-अल होता है?

उ.: जी हाँ, यह अलग होता है। प्राय: टाँगों का रक्तचाप, ऊपरी बाजुओं 90% होता है। लेकिन टाँगों की धमनियाँ सिकुड़ने की वजह से यह कम भी सकता है।

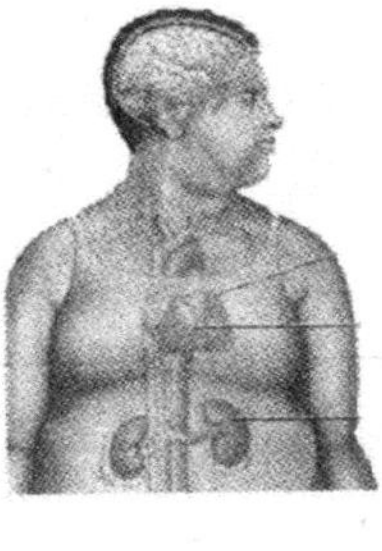

प्र. 150: यदि व्यक्ति काफी मोटा हो तो उस रक्तचाप कैसे जाँचेंगे?

उ.: मोटे व्यक्ति के लिए सामान्य से बड़े कफ बा में मिलते हैं। इन्हें आसानी से मोटी बाजू पर लपेट सकते हम मोटे मरीज के टखने से भी रक्तचाप माप सकते है

प्र. 151: बच्चों का सामान्य रक्तचाप कितना होता

उ.: बच्चों का रक्तचाप आयु के अनुसार अलग-अ

होता है। यदि बच्चा तीन साल का है तो सामान्य रक्तचाप 107/69 mmHg से ऊपर होगा। दस वर्ष की आयु में यह 117/75 mmHg से अधिक होना चाहिए।

प्र. 152: क्या मोटापे से भी हाइपरटेंशन हो सकता है?

उ.: जी हाँ, मोटापे का हाइपरटेंशन से गहरा नाता है। मोटे लोग वजन घटा लें तो रक्तचाप भी घट जाता है। यह सिद्ध हो चुका है कि वजन बढ़ने के हिसाब से रक्तचाप भी बढ़ता है।

13. हृदय व इसके कार्य

प्र. 153: हृदय का क्या कार्य है?

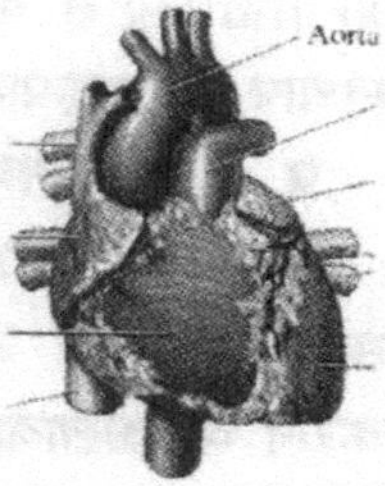

उ.: हृदय पूरे शरीर में रक्त प्रवाहित करता है। यह एक मिनट में 72 बार धड़कता है। इसमें चार कक्ष होते हैं। कक्ष 1 व 3 पहले पंप करते हैं इसलिए 1-2, 3-4 से रक्त प्रवाहित हो सकता है।

फिर कक्ष 2 व 4 एक साथ पंप करते हैं। दूसरे कक्ष से यह फेफड़ों में जाता है, जहाँ यह ऑक्सीजन से मिलकर तीसरे कक्ष में जाता है। वहाँ से यह चौथे कक्ष में जाने के बाद पूरे शरीर में प्रवाहित होता रहता है।

प्र. 154: हृदय रक्तचाप बढ़ाने के लिए कैसे उत्तरदायी है?

उ.: यह पूरे शरीर को रक्त पंप करता है। यदि रक्तचाप सामान्य होगा तो हृदय भी सामान्य तरीके से काम करेगा। यदि हृदयगति बढ़ेगी तो रक्तचाप भी बढ़ेगा। उत्तेजना में हृदय की पंप करने की शक्ति बढ़ेगी। यह ज्यादा ताकत से संकुचित होगा व रक्तचाप बढ़ेगा। शरीर में एड्रेनालिन, एंजियोटेंसिन, आदि कुछ हार्मोन भी बनते हैं जो हृदय में रक्तचाप को बढ़ा देते हैं।

प्र. 155: उच्चरक्तचाप हृदय को कैसे प्रभावित करता है?

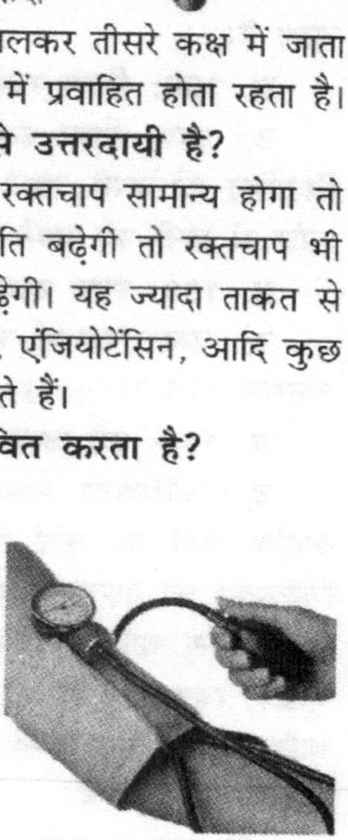

उ.: उच्चरक्तचाप हृदय को भी प्रभावित करता है। चौथा कक्ष 120 mmHg के दबाव पर रक्त पंप करता है किंतु पंपिंग की ताकत बढ़ने से रक्त का दबाव भी बढ़ जाता है। यदि दबाव 150 - 160 mmHg हो गया तो हृदय को पंपिंग में ज्यादा ताकत लगानी पड़ेगी ताकि संचरण प्रक्रिया चलती रहे। ऐसा लंबे समय तक होता रहा तो हृदय की मांसपेशियां कमजोर हो जाएँगी। इसे एल.बी.एच. Left VEntricular Hypertrophy कहते हैं। यहाँ हृदय को अधिक रक्त की

आवश्यकता होती है, इस वजह से एंजाइना भी हो सकता है। प्रायः दिल के दौ के समय रक्तचाप भी काफी अधिक होता है। हृदय रक्त को सही तरीके से पं नहीं कर पाता, फेफड़ों में पानी भर जाता है जिससे दम घुट जाता है। इसे एल वी.एफ. (Left Ventricular Feiture) कहते हैं।

14. निम्न रक्तचाप

प्र. 156: निम्न रक्तचाप या हाइपोटेंशन किसे कहते हैं?

उ.: हमारा सामान्य रक्तचाप 120/80 mmHg है। जब सिस्टोलिक ब्लडप्रेश 100 mmHg से कम तथा डायस्टोलिक 70 mmHg से कम हो तो इसे निम्न रक्तचाप या हाइपाटेंशन कहते हैं।

प्र. 157: निम्न रक्तचाप को कैसे पहचानें?

उ.: निम्न रक्तचाप में रोगी खड़े होने पर कमजोरी महसूस करता है क्योंकि उसके शरीर के ऊपरी हिस्से मस्तिष्क तक पर्याप्त रक्त नहीं पहुँचाते। सि चकराने के अलावा पसीना आता है। आलस छाया रहता है। वह जल्दी थक भ जाता है।

प्र. 158: निम्न रक्तचाप के क्या कारण हैं?

उ.: प्रायः निम्न रक्तचाप के रोगियों के लक्षण सामने नहीं आते। य विटामिन की कमी, खान-पान की गलत आदतों तथा डायरिया आदि के कार शरीर में पानी की कमी से होता है।

प्र. 159: रक्त का आदर्श दबाव क्या है?

उ.: हमारा आदर्श ब्लडप्रेशर 120/80 mmHg है। हालांकि नए शोध के अनुसार 115/75 mmHg होना चाहिए।

प्र. 160: लो ब्लड प्रेशर की चिकित्सा क्या है?

उ.: अधिकतर मामलों में किसी चिकित्सा की आवश्यकता नहीं हो क्योंकि रोगी को कोई शिकायत ही नहीं होती। केवल लक्षण दिखने पर चिकित्सा की आवश्यकता होती है। यदि सामान्य रक्तचाप अचानक गिर जाए पता लगाना चाहिए कि क्या वह डायरिया या पानी की कमी से हुआ है। य बुखार, रक्ताल्पता से भी हो सकता है। हमें कारण के अनुसार उपचार कर चाहिए। यदि कुछ समय के लिए ऐसा हो तो रोगी को नमकीन भोजन या ए कप चाय/कॉफी दें।

यदि मामला गंभीर हो तो सेलाइन ड्रिप दे सकते हैं, लो ब्लडप्रेशर के रो को अस्पताल में पहले यही उपचार दिया जाता है।

यदि शरीर में भीतर कहीं रक्तस्राव हो तो भी ब्लड प्रेशर कम हो जाता है। से में रक्त बदल सकते हैं।

प्र. 161: यदि रक्तचाप अचानक गिर जाए तो क्या करें?

उ.: यदि अचानक रक्तचाप गिर जाए तो पता लगाना चाहिए कि वह किसी र्घटना, भीतरी रक्तस्राव, डायरिया या द्रव की कमी से है या कोई और वजह । ऐसे मामले में कारण के अनुसार चिकित्सा दी जानी चाहिए ताकि रक्तचाप ढ़ाया जा सके।

5. रीनल हाइपरटेंशन

प्र. 162: रीनल हाइपरटेंशन/रीनोवास्कुलर हाइपरटेंशन किसे कहते हैं?

उ.: गुर्दों तक रक्त ले जाने वाली धमनियाँ कॉलेस्ट्रोल व ट्राइग्लिसराइड के माव से संकरी हो जाती है। इस जमाव से गुर्दों में रक्तचाप बढ़ जाता है। इसे नल हाइपरटेंशन या रीनोवास्कुलर हाइपरटेंशन कहते हैं।

प्र. 163: रीनल हाइपरटेंशन के क्या कारण हैं?

उ.: रक्तचाप हृदय द्वारा पंप किए गए रक्त के अनुसार, धमनियों के आकार अवस्था पर निर्भर करता है। इसके अतिरिक्त और भी कारक उत्तरदायी हैं; से- शरीर में जल व नमक की मात्रा, गुर्दों की अवस्था, स्नायु तंत्र या रक्त लकाएँ तथा शरीर में विभिन्न हार्मोनों का स्तर।

रीनोवास्कुलर हाइपरटेंशन एक सेकेण्डरी हाइपरटेंशन है। यह हाइपरटेंशन के ; से भी कम रोगियों में पाया जाता है। इसके लक्षण 30 से पहले या 50 वर्ष आयु के बाद उभरते हैं जो कि गुर्दों की रक्त नलिकाओं की क्षति पर निर्भर रता है। इन धमनियों के सिकुड़ने से गुर्दों तक पूरा रक्त प्रवाहित नहीं हो पाता। त प्रवाह की मात्रा घटने से एक हार्मोन 'रेनिन' का काफी अधिक मात्रा में त्र होता है, जो कि रक्तचाप बढ़ाने के लिए उत्तरदायी है।

प्र. 164: रीनल हाइपरटेंशन के क्या लक्षण हैं?

उ.: कभी-कभी सिर में दर्द होता है। यदि हाइपरटेंशन गंभीर हो तो नलिखित लक्षण हो सकते हैं:

थकान

भ्रम

नजर में अंतर

जी मिचलाना तथा उल्टी

एंजाइना की तरह छाती में दर्द

कंजेस्टिव हार्ट फेलियर

प्र. 165: उच्चरक्तचाप गुर्दों को कैसे प्रभावित करता है?

उ.: गुर्दे प्रभावित होते हैं क्योंकि उन तक रक्त पहुँचाने वाली रीनल धमनियाँ, रक्तचाप की वजह से सिकुड़ जाती हैं तथा गुर्दों तक रक्त आराम से प्रवाहित नहीं हो पाता। इससे किडनी की सामान्य कार्यक्षमता प्रभावित होती है यदि यही अवस्था लंबे समय तक चले तो किडनी फेल भी हो सकती है।

प्र. 166: रीनल हाइपरटेंशन रोगी को कैसा आहार देना चाहिए?

उ.: ऐसे रोगी को कम प्रोटीन युक्त आहार दें क्योंकि रीनल रोगी का यूरिया मूत्र के साथ निकल नहीं पाता। कम गुणवत्ता के प्रोटीन खाद्य पदार्थों (दाल, ब्रेड व सब्जियाँ) पर रोक लगानी चाहिए तथा उच्च गुणवत्ता वाला प्रोटीन (द्रव्य/चीज़) अल्प मात्रा में ले सकते हैं। उच्चरक्तचाप की वजह से नमक पर भी पाबंदी होनी चाहिए। फास्फोरस की भी कम मात्रा देनी चाहिए क्योंकि इसमें प्रोटीन की भरपूर मात्रा होती है।

प्र. 167: रीनल हाइपरटेंशन प्रायः किस आयु में होता है?

उ.: यह प्रायः 30 वर्ष से पहले या 50 वर्ष की आयु के बाद होता है। यह गुर्दे की रक्त नलिकाओं के नुकसान पर निर्भर करता है। यह सेकेण्डरी हाइपरटेंशन है जो हाइपरटेंशन रोगियों में 5% से भी कम होता है।

प्र. 168: रीनल हाइपरटेंशन किसे हो सकता है?

उ.: उच्चरक्तचाप, उच्च कॉलेस्ट्रॉल व ट्राईग्लिसराइड तथा कम एच.डी. एल. युक्त व्यक्ति को रीनल हाइपरटेंशन हो सकता है। मदिरा तथा धूम्रपान करने वाले तथा मोटे व्यक्ति भी इस रोग से ग्रस्त हो सकते हैं।

प्र. 169: क्या मोटापा इसे प्रभावित करता है?

उ.: जी हाँ मोटापा इसे प्रभावित कर सकता है। मोटे व्यक्तियों में कॉलेस्ट्रॉल व ट्राइग्लिसराइड का स्तर काफी अधिक होता है जो रीनल धमनियों में जमाव पैदा करते हैं तथा रक्तचाप बढ़ाते हैं। रीनल हाइपरटेंशन रोगियों को व्यायाम व कम कैलोरी युक्त आहार से अपना वजन घटाना चाहिए।

प्र. 170: रीनल हाइपरटेंशन की चिकित्सा क्या है?

उ.: इसका लक्ष्य यही है कि रक्तचाप नियंत्रित हो। डाइयूरेटिक्स अल्प तथा बीटा ब्लॉकर्स, कैल्शियम चैनल ब्लॉकर्स आदि समूहों की दवाएँ दी जा सकती हैं। यदि लक्षण गंभीर हों तो उन्हें डाइजोक्साइड या नाइट्रोप्रूसाइड दे सकते हैं। प्रत्येक व्यक्ति पर दवा अलग तरीके से असर करती है। बी.पी. की लगातार जांच होनी चाहिए। दवा में बदलाव भी लाना पड़ सकता है।

धमनी को ऑपरेशन से भी सुधारना
ड़ सकता है। वैलूनिंग एंजियोप्लास्टी भी
ो सकती है।

जीवनशैली में बदलाव लाएँ, वजन
टाएँ, व्यायाम करें, धूम्रपान व मदिरा सेवन
करें। आहार में संयम रखें। इनसे भी
ाफी प्रभाव पड़ता है।

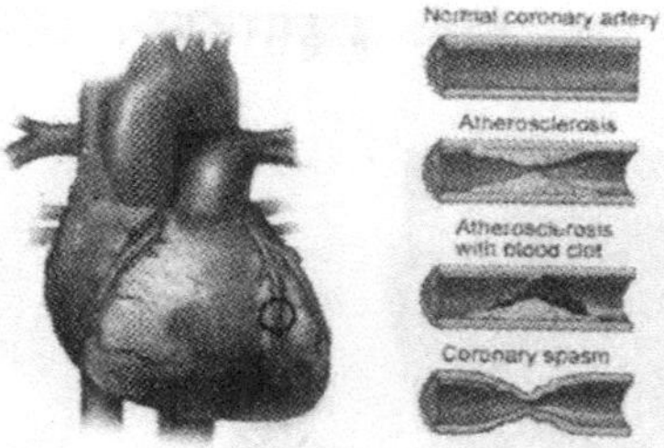

6. हाइपरटेंशन की जटिलताएँ

प्र. 171: हाइपरटेंशन की जटिलताएँ क्या हैं?

उ.: हाइपरटेंशन की प्रमुख जटिलताएँ हैं:

- कोरोनरी धमनी रोग तथा हार्ट फेलियर
- रीनल फेलियर
- पक्षाघात
- एथ्रोसस्लेरोसिस
- रेटीनोपेथी

प्र. 172: हाइपरटेंशन हृदय को कैसे प्रभावित करता है?

उ.: हाइपरटेंशन आर्टिटिओसक्लेरोसिस धमनियों के जमाव में खास भूमिका भाता है। हाइपरटेंशन से नलिकाओं की च घटती है, उनमें 'स्थीरोमास' के रूप कॉलेस्ट्रोल व ट्राइग्लिसराइड का जमाव ने लगता है, जिससे रक्त का प्रवाह सुचारू ीं रहता व इस्कैमिक रोग हो जाते हैं।

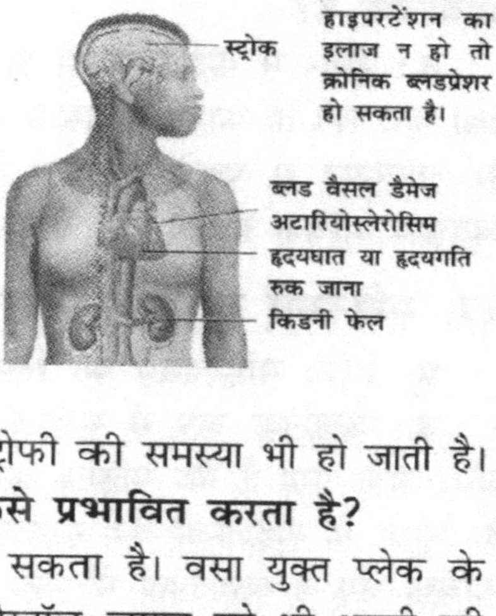

ऐसे रोगियों में कोरोनरी धमनी रोगों से धिक मृत्यु होती है। प्राय: वेंट्रीकुलर हाइपरट्रोफी की समस्या भी हो जाती है।

प्र. 173: हाइपरटेंशन मस्तिष्क को कैसे प्रभावित करता है?

उ.: यह मस्तिष्क को भी प्रभावित कर सकता है। वसा युक्त प्लेक के ाव से धमनियाँ सिकुड़ जाती हैं। ये कॉलेस्ट्रॉल जमाव को भी धमनी की ारों से अलग कर देता हे जो मस्तिष्क तक जाने वाले रक्त प्रवाह को रोक है (इम्बोलिक स्ट्रोक), धमनियों की दीवारें कमजोर कर देता है।

प्र. 174: हाइपरटेंशन आंखों को कैसे प्रभावित करता है?

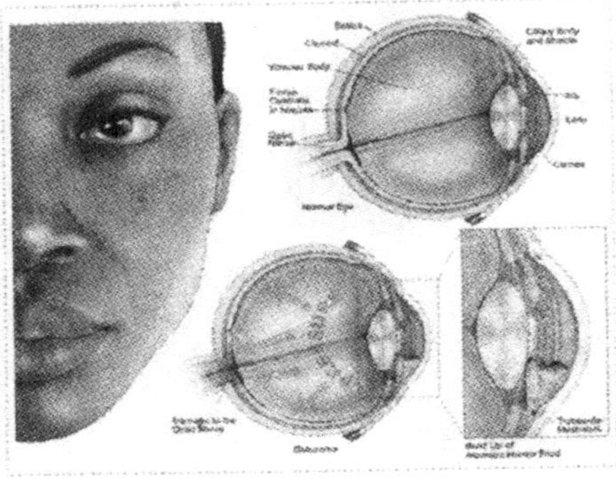

उ.: उच्चरक्तचाप के कारण आंख की धमनियाँ नष्ट हो जाती हैं। रेटीन से द्रव निकलता है तथा रेटीना भ क्षतिग्रस्त हो जाता है। रेटीना में दबा अधिक बढ़ने से व्यक्ति अंधा भी ह सकता है। इसकी चिकित्सा नेत्रो विशेषज्ञ करते हैं। ब्रेन हेमरेज हो जात है। लगातार दबाव से धमनियों क दीवारें मोटी हो जाती हैं। कई व्यक्तिय को हैमरहैजिक स्ट्रोक (hemorrhagic stroke) भी हो जाता है।

प्र. 175: हाइपरटेंशन रोगियों को 'कार्डियक अरेस्ट' क्यों होता है

उ.: हाइपरटेंशन व कैड रोगियों को प्रायः 'कार्डियक अरेस्ट' हो जाता क्यों भीतरी मैम्ब्रेन वसा के जमाव से पतली होती जाती है। उच्चरक्तचाप फटकर वह धमनी मे जम जाती है यानी धमनी का 100% जमाव। इसे ही 'हा अटैक' या 'कार्डियक अरेस्ट' कहते हैं।

प्र. 176: ऑपरेशन से पहले रक्तचाप नियंत्रित करना क्य आवश्यक है?

उ.: शरीर में कई बनावटी धमनियाँ होती हैं। यदि दबाव अधिक हो जा तथा कट लगे तो काफी रक्तस्राव होता है। ऐसी अवस्था में रोगी मर भी सक है। ऑपरेशन से पहले रक्तचाप को नियंत्रित किया जाता है यदि रोगी व रक्तचाप अधिक हो तो उसे बेहोशी की दवा देने में भी खतरा होता है।

17. महिलाएँ व हाइपरटेंशन

प्र. 177: महिलाओं के लिए सामान्य रक्तचाप क्या है?

उ.: वैज्ञानिक रूप से महिला व पुरुष का रक्तचाप एक सा होता है प्रायः पाया गया है कि महिला का रक्तचाप पुरुष की तुलना में कम ही हो है। भारत में महिलाओं का रक्तचाप प्रायः 110/70 mmHg होता है संभव मासिक धर्म व रक्ताल्पता में रक्त की कमी के कारण ऐसा होता हो पर उचि कारण अज्ञात है।

एक कारण यह भी है कि महिलाओं पर पुरुषों की तरह कमाने व अतिरिक्त दबाव नहीं होता।

प्र. 178: महिलाओं में उच्चरक्तचाप क्यों होता है?

उ.: आज महिलाओं में उच्चरक्तचाप आम होता जा रहा है। यह जीवन में तनाव बढ़ने के कारण होता है। पहले महिलाओं पर काम का इतना बोझ नहीं था पर अब उन्हें घर के साथ-साथ बाहर की जिम्मेदारियाँ भी संभालनी पड़ती हैं। उन पर हर जगह से बढ़िया प्रदर्शन का दबाव बना रहता है।

कई महिलाओं में वजन बढ़ जाता है। वे उच्च वसायुक्त भोजन लेती हैं। यह भी उच्चरक्तचाप की एक वजह हो सकता है।

प्र. 179: प्री-डिलीवरी हाइपरटेंशन किसे कहते हैं?

उ.: डिलीवरी से पूर्व महिला के शरीर से बुरे हार्मोन निकलते हैं जिन्हें टॉक्सीमिया (प्री इम्लैम्पसिया) कहते हैं। ये रक्तचाप तथा मूत्र में प्रोटीन की मात्रा बढ़ा देते हैं। ऐसी महिलाओं को हाथ-पैरों में सूजन, सिर दर्द, वजन बढ़ने, सिर चकराने व पेट दर्द की शिकायत हो जाती है। इसे पी.आई.एच. (Pregnancy induced hypertension) भी कहते हैं।

प्र. 180: पोस्ट-डिलीवरी हाइपरटेंशन किसे कहते हैं?

उ.: कई बार गर्भावस्था में भी एसेंशियल या सेकेण्डरी हाइपरटेंशन होता है। हालांकि यह रक्तचाप काफी समय से बढ़ रहा होता है लेकिन गर्भावस्था में ही इसका पता चलता है। इसे पोस्ट डिलीवरी या 'क्रॉनिक हाइपरटेंशन' कहते हैं। यह शिशु होने के बाद भी जारी रहता है। ऐसी महिलाओं में प्री-इम्लैंपसिया होने का खतरा भी बढ़ जाता है।

प्र. 181: हमें प्री-डिलीवरी हाइपरटेंशन के लिए दवा लेनी चाहिए?

उ.: जी हाँ, यदि गर्भावस्था व डिलीवरी तक हाइपरटेंशन नियंत्रित न हो तो दवा ले लेनी चाहिए क्योंकि यह भ्रूण को भी नुकसान पहुँचाता है। अत्यधिक रक्तस्राव भी हो सकता है इसलिए दवा लेना आवश्यक है।

प्र. 182: डिलीवरी के बाद इस प्रकार के हाइपरटेंशन का क्या होता है?

उ.: प्राय: डिलीवरी के समय, रक्तचाप सामान्य हो जाता है। ऐसी दशा में कारणों को जानकर हल करने का प्रयास करना चाहिए; जैसे वजन या तनाव घटाना आदि जो कि रक्तचाप बढ़ाने के लिए प्रमुख कारक हैं।

प्र. 183: क्या आहार से पोस्ट डिलीवरी हाइपरटेंशन में आराम मिलता है?

उ.: जी हाँ, आहार नियंत्रण, नियमित व्यायाम तथा तनाव प्रबंधन से पोस्ट डिलीवरी हाइपरटेंशन में आराम आ सकता है।

प्र. 184: क्या गर्भ निरोधक गोलियों के सेवन से रक्तचाप बढ़ता है

उ.: जन्मदर नियंत्रित करने के लिए काफी अधिक मात्रा में गर्भनिरोध गोलियों का सेवन किया जाता है। इनमें एस्ट्रोजन तथा प्रोजैस्टोरॉन की अल मात्रा होती है जो गर्भावस्था से बचाव करती है पर पहले इनमें यह मात्रा काफ अधिक होती थी, जिससे रक्तचाप बढ़ जाता था। अब इन दवाओं से सिस्टोलि रक्तचाप थोड़ा-सा ही बढ़ता है। यदि ये दवाएँ लेने से रक्तचाप बढ़े तो दवा रोक कर पहले उच्चरक्तचाप को काबू करना चाहिए।

प्र. 185: क्या मोनोपाज़ से महिलाओं में हाइपरटेंशन होता है?

उ.: महिलाओं में प्रोजेस्टेरॉन तथा एस्ट्रोजन हार्मोन रक्तचाप नियंत्रण सहायक होते हैं। मेनोपाज़ (रजोनिवृत्ति) के बाद इन हार्मोनों का स्राव नहीं हो जिससे रक्तचाप बढ़ता है तथा कार्डियोवास्क्युलर रोगों का खतरा बढ़ जाता ऐसी महिलाओं को 'हारमोनल रिप्लेसमेंट थेरेपी' की सलाह दी जाती है तारि हाइपरटेंशन व कार्डियोवास्क्युलर रोगों का खतरा न रहे।

18. वैकल्पिक उपचार तथा हाइपरटेंशन नियंत्रण

प्र. 186: उच्चरक्तचाप की वैकल्पिक चिकित्सा क्या है?

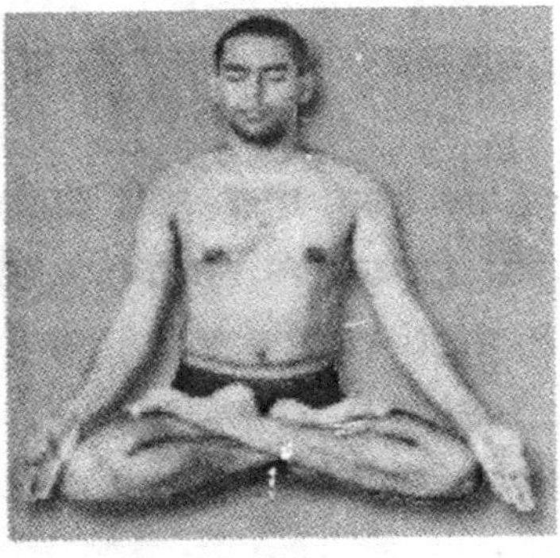

उ.: उच्चरक्तचाप रोगी के लिए दवा के अलावा अनेक वैकल्पिक चिकित्सा उप हैं। यदि उसे उचित आहार की जानकारी हो वह हाइपरटेंशन नियंत्रण की दिशा में प्रभा कदम उठा सकता है।

हाइपरटेंशन को व्यायाम, योग, तनाव, प्रबंध तथा चहलकदमी से नियंत्रित कर सकते यदि मोटापे से ग्रस्त हैं तो वजन घटाने से ल हो सकता है।

प्र. 187: क्या योग हाइपरटेंशन नियंत्रण में सहायक है?

उ.: जी हाँ, योग सहायक है। यह मानसिक शिथिलता में सहायक होता जिससे व्यक्ति की पर्यावरण के प्रति निजी प्रतिक्रिया में सुधार होता है अने आसन ऐसे हैं, जो रक्तचाप सामान्य करने में सहायक हैं अधिक प्रभावी आ हैं : 1) यम, 2) नियम।

तनाव प्रबंधन में भी यही सहायक हैं, क्योंकि यदि आपने तनाव पर क पा लिया तो हाइपरटेंशन भी स्वयं ही नियंत्रित हो जाएगा।

प्र. 188: क्या नियमित व्यायाम हाइपरटेंशन को नियंत्रित कर सकता है?

उ.: जी हाँ, यह भी काफी हद तक सहायक तनाव युक्त आरामदायक जीवनशैली तथा व्यायाम अभाव से मोटापा पैदा होता है, जो कि हाइपरटेंशन लिए खतरा है। नियमित व्यायाम से वजन घटेगा ा रक्तचाप कम करने में सहायता होगी। हाइपरटेंशन ोगियों को कड़े व्यायाम करने की बजाए सुबह की ्की चहलकदमी करनी चाहिए।

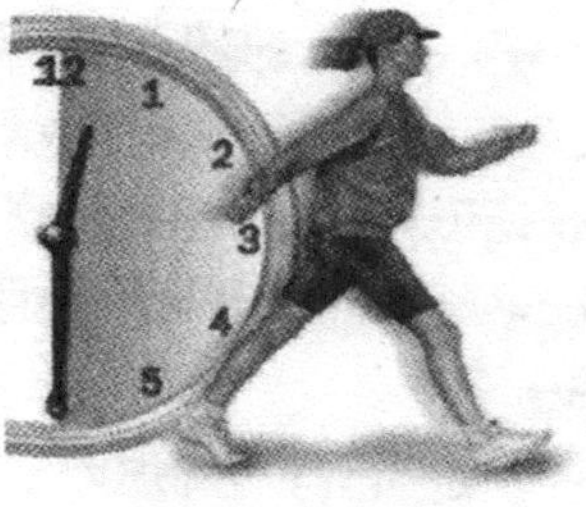

प्र. 189: क्या नियमित चहलकदमी से हाइपरटेंशन नियंत्रित होता है?

उ.: जी हाँ, यह तो एक प्रभावी उपाय है। नियमित टहलने से वजन घटेगा र वजन घटने से रक्तचाप भी घटेगा।

प्र. 190: क्या ध्यान हाइपरटेंशन यंत्रण में सहायक है?

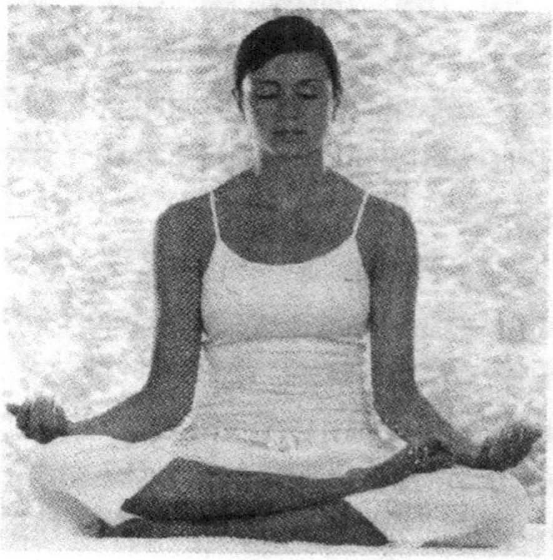

उ.: जी हाँ, ध्यान हाइपरटेंशन ांत्रण में सहायक है। यह ऐसी अनेक ास्याओं को हल करता है जो व्यक्ति मानसिक तथा भावनात्मक रूप से ावित करती हैं। इनसे ही तनाव और ःपरटेंशन पैदा होता है। ध्यान करने तनाव और रक्तचाप घटने में देर ं लगेगी। निरंतर मानसिक यंत्र जाप भी आप बाहरी विचारों के तनाव से ्त पा सकते हैं।

प्र. 191: क्या 'कायोत्सर्ग' हाइपरटेंशन नियंत्रण में सहायक है?

उ.: कायोत्सर्ग एक 'शिथिलता' पद्धति है। यह ध्यान का ही एक रूप है ु इसे करना बेहद आसान है। इसे करने से तनाव व रक्तचाप आसानी से घट ा हैं।

कायोत्सर्ग में, शरीर को लेटी मुद्रा में लाने के बाद शिथिल करते हैं। इसके ए शांत व आरामदायक माहौल चाहिए। यहाँ शिथिलता के साथ-साथ गता भी महत्त्व रखती है।

19. डायबिटीज मेलाइट्स व हाइपरटेंशन

प्र. 192: मधुमेह किसे कहते हैं?

उ.: मधुमेह एक ऐसी अवस्था है जिसमें; रक्त में ग्लूकोज़ का स्त सामान्य सीमा से अधिक हो जाता है। अग्नाशय मे उत्पादित हार्मोन 'इंसुलिन' व अभाव या अक्षमता की वजह से ऐसी अवस्था आती है। ब्लडशुगर की सामान सीमा है:

(फास्टिंग) उपवास : 70–100 mm/dl

पोस्ट प्रैंडियल (खाने के दो घंटे बाद) : 100 से 140 mg/dl

रैंडम : < 140 mg/dl

किसी व्यक्ति को मधुमेह का रोगी घोषित करने के लिए केवल एक रीडिंग काफी नहीं होती। कम से कम तीन सकारात्मक नतीजे मिलने चाहि

प्र. 193: मधुमेह के लक्षण क्या हैं?

उ.: मधुमेह ऐसा रोग है, जिसमें कई बार लंबे समय तक भी लक्ष सामने नहीं आते। यह रोग शरीर के सभी अंगों से जुड़ी जटिलताएँ लाता है। य रोगी किसी जटिलता की शिकायत करता है तो जाँच के बाद ही रोग की पुि होती है।

वैसे मधुमेह के तीन प्रमुख लक्षण तीन 'प' हैं पोलीयूरिया (बार-बार म त्याग करना), पोलीडिप्सिया (बहुत प्यास लगना) पोलीफागिया (भूख बढ़ना इसके अलावा वजन में कमी भी इसी का लक्षण है। मधुमेह रोगियों के घ जल्दी नहीं भरते। उन्हें बार-बार संक्रमण होते रहते हैं। अधिक मूत्र त्याग से पा की कमी होती है व ज्यादा प्यास लगती है। अधिक मूत्र त्याग से वजन भी घट है क्योंकि मूत्र में ग्लूकोज़ जाने लगता है। थकान, मांसपेशियों की कमजोरी आलस बढ़ता है। नपुंसकता हो सकती है।

कुछ रोगियों में मूत्र त्याग के बाद जूतों पर सफेद धब्बे दिखते हैं। य रोग बढ़ जाए तो किडनी फेल होने, न्यूरोपैथी व रेटिनोपैथी की दिक्कत सकती है।

प्र. 194: शरीर में शुगर का सामान्य स्तर क्या है?

उ.: हमारी सामान्य फास्टिंग ब्लडशुगर 70–100 mg% होती है। हम इ स्तर को बनाए रखना चाहिए। 12 घंटे के उपवास के बाद ब्लडशुगर की उि जाँच होती है। इस समय हमारी शुगर का स्तर बिल्कुल सामान्य होता है।

जो ब्लडशुगर दिन में कभी भी मापी जाती है (पिछले 12 घंटों में कु खाया हो) तो इसे रैंडम ब्लडशुगर कहते हैं। जिसे भोजन के दो घंटे बाद मा

, वह 'पोस्ट प्रैंडियल ब्लड शुगर' कहलाती है। यह 140 mg% से अधिक नहीं नी चाहिए।

प्र. 195: डायबिटीज मेलाइट्स से हाइपरटेंशन कैसे हो सकता है?

उ.: हालांकि इन दोनों में कोई सीधा संबंध नहीं है। देखा गया है कि इनमें एक रोग होने पर, प्रायः दूसरा होता ही है। असली कारण तो अज्ञात है पर भावना यही है कि मधुमेह में आर्टटी को नुकसान पहुँचता है, जिससे च्चरक्तचाप हो सकता है।

प्र. 196: डायबिटीज मेलाइट्स रोगी अक्सर हाइपरटेंसिव क्यों ते हैं?

उ.: असली कारण तो पता नहीं किंतु वे अक्सर हाइपरटेंसिव होते हैं। नके अलावा मोटापा, गतिविधियों में कमी तथा तनाव भी दोनों रोगों में म है।

प्र. 197: डायबिटीज मेलाइट्स व उच्चरक्तचाप के रोगी को कैसा ाहार देना चाहिए?

उ.: ऐसे रोगी को आहार में काफी संयम रखना चाहिए। उसे चावल, लू व चीनी जैसे सिंपल कार्बोहाइड्रेट तथा अंगूर, चीकू, आम व केला से मीठे फल नहीं खाने चाहिए। उसे भोजन में नमक तथा वसा की मात्रा टानी चाहिए।

प्र. 198; क्या व्यायाम से मधुमेह रोगियों का हाइपरटेंशन घट कता है?

उ.: ऐसे रोगी को प्रतिदिन व्यायाम करना चाहिए। अक्सर मोटे व्यक्तियों में दोनों रोग पाए जाते हैं। नियमित व्यायाम से न केवल वजन घटेगा बल्कि ब्लड ार तथा ब्लडप्रेशर में भी कमी आएगी।

प्र. 199: क्या योग से मधुमेह रोगियों का हाइपरटेंशन घट सकता है?

उ.: जी हाँ, योग से उच्चरक्तचाप व मधुमेह में शुगर का स्तर; दोनों घट कते हैं। इन दोनों को घटाने के लिए कई प्रकार के आसन हैं। एक है र्धमत्स्येंद्रासन। ये मधुमेह रोगियों के लिए लाभदायक है। इससे इंसुलिन के व में तेजी आती है, जिससे ब्लडशुगर (रक्त शर्करा) का स्तर घट जाता है। ासनों से उच्चरक्तचाप भी घटा सकते हैं। अक्सर मोटे व्यक्ति ही इस रोग ग्रस्त होते हैं। अतः नियमित योगाभ्यास करने से वजन घटता है तथा रक्तचाप घट जाता है।

प्र. 200: मधुमेह रोगियों के हाइपरटेंशन को कैसे नियंत्रित करें?

उ.: मधुमेह रोगी का हाइपरटेंशन नियंत्रित करने के लिए तनाव व वजन घटाना होगा, नियमित योग तथा व्यायाम करना होगा तथा आहार में संयम बरतना होगा। उन्हें नमक, चीनी व सरल कार्बोहाइड्रेट से बचना होगा। इसके अलावा दोनों रोगों को नियंत्रित करने के लिए दवा लेना भी आवश्यक है।

प्र. 201: हाई ब्लडप्रेशर तथा हाई ब्लड शुगर के रोगी को कौन-सी दवाएँ दी जाती हैं?

उ.: ऐसे रोगियों को प्रायः ACE इन्हीबिटर्स दिए जाते हैं। ऐसे रोगियों के लिए आहार तथा जीवनशैली में बदलाव भी काफी फायदेमंद होता है। इस पुस्तक में ऐसी दवाओं के उदाहरण भी दिए गए हैं।